ケアをすることの意味

病む人とともに在ることの心理学と医療人類学

皆藤章 編・監訳
アーサー・クラインマン
＋江口重幸＋皆藤章 著

誠信書房

目次

まえがき 皆藤 章 vii

第Ⅰ部

第1章 ひとりの心理臨床家の考える人間の生とアーサー・クラインマンの存在——皆藤 章 2

序 2

第一節 心理臨床家としてのわたし 4
1 わたしは何者なのか 4／2 生きる心理療法を巡って 6／3 宗教性 11／4 糖尿病という「病い」との関わり 15

第二節 邂逅 アーサー・クラインマン 17
1 出会い前 17／2 不治の病いと物語を巡る若干の考察 19／3 出会い 21／4 日本への招聘 23

結び 25

第2章 21世紀における感性と主観性の変容——人類は生き残れるか——アーサー・クラインマン 28

感性とその変容 28
主観性とその変容——21世紀を生きる課題 31
道徳的・人間的体験 35
社会的な苦しみ 39
感性・主観性の変容と人間性の喪失 45

◎質疑応答 50

第3章　悲劇そしてケアをすること——アート（テクネー）としての医の失敗
　　　　　　　　　　　　　　　　　　　　　　　　　　　　——アーサー・クラインマン　64

第Ⅱ部

第1章　ケアをすること——より人間らしくなるための旅——アーサー・クラインマン　72

第2章　不治の病いを生きる人へのケア——ある事例を巡って——アーサー・クラインマン／皆藤　章
　　　【事例検討会】司会　皆藤　章　布柴靖枝・西浦太郎通訳　79

第3章　病いと人間的体験——慢性の病いとともに生きること——アーサー・クラインマン　93

糖尿病と他の慢性疾患——医学への挑戦　93／慢性化の主な問題　94／医師にとっての実践ステップ　94／「道徳的・人間的」ということばが意味すること　95／道徳的・人間的体験　95／病いの語り　97／語りの理論　97／病いと疾患　97／病いの体験　98／患者の語り　99／白血病の大学3回生（20歳）の語り　100／大腸の慢性疾患を抱える39歳の教師の語り　101／肝臓の慢性疾患を抱える64歳の技師の語り　102／不動産会社で働く55歳の婦人の語り　102／マネージド・ケアのHMOに所属する60歳のプライマリ・ケア医師の語り　103／ケアをすること　103／米国で医学教育に携わる57歳の指導者の語り　104／ケアをすること　104／ケアをすることの民族誌的定義　105／道徳性とケア　105／ケアをすること——家族、親しい友人、苦しんでいる人たちにとっての中核的課題　106／医師　106／（一、経済改革　107／二、患者と医師の連携および協働関係を築くことの失敗　108／三、治療の結果の評価の仕方　109）

第Ⅲ部

第4章　耐えるということ————アーサー・クラインマン　111

第1章　ケアをすること————アーサー・クラインマン　120

ケアにおける三つの逆説　120／ケアをすることとその意味　122／生きることの文化的側面
文化のプロセス　126／説明モデル　128／ケアすることへの文化的アプローチ　129／
ケアの実践的な意味と医療におけるケアの再活性化　131／◎質疑応答　139

第2章　道徳的・人間的体験としてのケアの実践————アーサー・クラインマン　148

第3章　クラインマンから学んだいくつかのこと————臨床人類学が医療やケアにもたらすもの————江口　重幸　154

はじめに　154／クラインマンの2014年の連続講演会　155／
医療人類学、文化精神医学への関心と『臨床人類学』　157／『臨床人類学』の原点————症例陳さん
「癒やしとは何かという厄介だが根本的な問い」————症例陳さんを巡る分析と解釈　160／
ふたつの「おどろくべき結論」　166／
社会的に是認された病いとケアとは？　エランベルジェと歴史的文脈への架橋　168／
「ヘルスケア・システム」とは「治療文化」のことである————中井久夫『治療文化論』への架橋　171／
その後の展開　175／さいごに　178

あとがき　江口重幸　185

編者あとがき　皆藤　章　189

目　次

ｖ

まえがき

皆藤 章

すでに古稀を過ぎたとは言え、現在も医療人類学の第一線で世界的に活躍するアーサー・クラインマンの仕事は、現代人の生き方や在りように深い示唆を与えてくれる。ユングが晩年に多くの創造的な仕事を成したことを想起させる。そして、両者とも現代という時代に不可欠な人間知をいまだに提示し続けている。ひとりの人間が見つめるいままさに呼吸している眼前の人と、その人が生きる世界・社会の様態、それらを通して人間の在りようを知ろうと思索する深いまなざし、そこには他ならぬ自分自身もそのひとりであるという「わたし」の体験を通した語りが生々しく息づいている。両者とも精神科医である。しかし、その探究のプロセスは精神医学の範疇をはるかに超えて民族・社会・文化・宗教などの人間の生の葛藤と不可分な領域へと飛翔し、それらを包摂する人間知へと創造的に浸潤している。

これはクラインマンが直接わたしに語ったことだが、初対面のとき、わたしがユング派のトレーニングを受けてきたことを知って、以前にクラインマンを訪れたことのあるユング派分析家がいたがあまり良い印象をもてなかったことを引き合いに出して、「ユング心理学には興味がない」と笑って言った。これを聞いてわたしが興味深く思ったのは、クラインマンが向けているまなざしは学問というよりも眼前で語る人にあったということだった。ユングがこの世を去ったのは1961年、クラインマンが20歳のときのことであった。

vii

とすると、クラインマンにとってユングは未見の人であったろう。両者とも、その専門的歩みは精神医学を専攻することから始まった。いずれクラインマンに尋ねてみたいことのひとつだが、彼が精神医学のトレーニングを受けるなかでユングの著作に触れなかったはずはないのではないか。そう思うとき、クラインマンはユングという人に深い関心を抱いたに違いないと、わたしは思うのである。それでは、「ユング心理学には興味がない」との彼のことばをどのように受け止めればよいのだろう。わたしは、クラインマンの目の前でユング心理学を語った人からは、ユングという人が呼吸する姿が立ち現れてこなかったのではないかと思う。

さて、このように語り始めるのは、心理療法を含めてこの世に呼吸する生きた人に向き合う仕事を専らとするのであれば、現前するその人を知ろうとするまなざしが不可欠であると考えるからである。その人の苦悩、苦闘、痛み、忍耐、悲嘆、怒りなどといった生々しい生の体験を引き受け、そしてその人を知ろうとする。それは同時に、現前するその人からわれわれがまなざされていることをも意味する。ユングもクラインマンもともにそのような一生を生きた・生きていると言うことができる。両者はともに、人間知を求めた人生で人と人とが生々しく呼吸するその生きる在りようが在ると言える。だからこそ、両者とも、人間知を求めた人生で人と人とが生々しく呼吸するその生きる在りように向き合う心理療法実践からの人間知を探究する臨床心理学と深い接点をもつに到ったのではないだろうか。

ユングは人間知を求めて、個人の内的な体験すなわち無意識へと歩を進めた。クラインマンは個人が生きる在りようの背景的な領域すなわち家族・社会・民族へと歩を進めながら人間知を探究している。その方向性こそ違えども、人間知を求める姿勢は共通している。

すでに述べたが、ユング派のトレーニングを受けるなかでわたしは、人間の内的体験とその相互過程を心理療法と教育分析を通して探究してきた。その過程で、人は「いかに生きるのか」というテーマに出会い、

人間の生の背景的世界に深い関心を抱くようになり、クラインマンと出会うことになった。現在のわたしは、言わばユングとクラインマンを両輪にした軸を創造しようとしているように感じている。このような経緯で出会ったクラインマンという、かけがえのない存在の語りを中心に本書は編まれている。

ハーバード大学教授で同大学アジアセンター長を務めるアーサー・クラインマンは、わたしの求めに応じて、2014年3月15日に来日し、数日間にわたって京都と東京で精力的に活動を行なった。本書には、日本滞在中に行なったすべての講演と事例検討会でのコメントが収められている。加えて、英国の学術雑誌『ランセット』に掲載されているクラインマンの論文四篇、それに江口重幸とわたしの論考で構成されている。

三部から成る構成は、ひとりの心理臨床家としてのわたしの物語を導入として、クラインマンの存在が人間のこころを探究する臨床心理学に与える視座からの第Ⅰ部、より実際的にクラインマンが病いを抱えて生きる人に向き合う在りようから成る第Ⅱ部、ケアすることについてのクラインマンの実践と文化精神医学からの江口重幸の論考から成る第Ⅲ部となっている。全体を通して、クラインマンという人間の息づかいが「ケア」という営みを中核として拡がっている。クラインマンは、ケアという営みには人間の生にとって、科学だけではなく臨床的関係が重要であることを強調する。そうしたクラインマンの姿勢は、現代という時代が抱える人間的課題に正面から挑んでいる在りようでもある。

何気なく過ごしている日常のなかで、突然、予期せぬ事態が生じたとき、われわれは何を拠りどころにして、それに対処するのだろうか。

不可避の予期せぬ事態が生じたとき、わたしたちにとって、

真にかけがえのないものとは、いったい何なのだろうか。

予期せぬ、未曾有の大惨事、暴力的事態を体験するわれわれにとって、このことは胸に迫るテーマではないだろうか。

アーサー・クラインマンという精神科医は、こうした事態に生きる人間の在りようについて、きわめて意味深い語りを展開している。

クラインマンの世界は、ひとりの人間が生きた時代と、その時代の価値観が交錯するなかで、人はその時代をいかに生き抜いていくのか、そうしたことを深く考えさせてくれる。

まさに予期せぬできごとが平穏な日常に暴力的に侵入してくる現代にあって、われわれはどのように生きていけばよいのだろうか。

そのとき、真にかけがえのないものとは、何なのだろうか。

第Ⅰ部

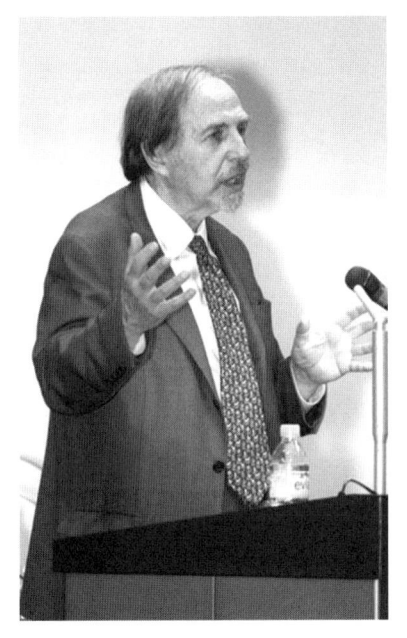

［写真：アーサー・クラインマン京都講演］
Photo by Akira Kaito

第1章 ひとりの心理臨床家の考える人間の生とアーサー・クラインマンの存在

皆藤 章

序

　臨床心理学は、その実践である心理療法を通して人間のこころを探究する。このことは同時に人間が生きる環境世界をも知る必要性を提示している。それは、人間が生きてきた歴史・民族・文化・地域・家族などの背景的世界を知ることの必要性でもある。およそ人間は世界との関わり合いなしには生きていくことができないのであり、心理療法がいかに人間のこころの深層にコミットするものであるとしても、こころの深層と環境世界・社会との往還の体験によって生まれるイメージがその人の物語を産み出していくことは疑い得ない。したがって、背景的世界を知ろうとする視角は、心理療法がさらに広く深い視野をもって人間のこころを探究していくためには不可欠なのである。この意味でアーサー・クラインマンは現代にとってかけがえのない存在であるとわたしは考えている。本章では、その存在性について語っていきたい。

　およそ人間は自分の意志とは関わりなくこの世に生を受ける。このことは、世界との出会いは偶然であると言い換えることができる。もちろん、その偶然の出会いは幸福ばかりをもたらすわけではない。愛する人の死や病気などとの出会いは、それがいかに科学的に説明できたとしても、「なぜそのようなことが自分の身に起こったのか」との疑問を消し去ることはできず、当人の人生の物語に深く重く刻印されていく。心理

療法は、このような科学的には応えることのできない「なぜ」に向き合う実践である。心理臨床家が目の前の生々しく呼吸する人の語りを「聴く」のは、そうした「なぜ」を抱えて生きる人を「知る」ためである。

そこには科学とは異なるパラダイムが求められる。人は個々それぞれが異なる人生を生きているのであり、それらを客観的に理解することなどできはしない。語りを聴けばその人の悩みが消えるのであれば、誰でもそうするだろう。けれども、それはたんなる因果論的・マニュアル的な思考に過ぎない。われわれはそのようなマニュアルの通用しない世界に生きているのである。当たり前のことを語っているように思われるかも知れない。しかし、医療や教育の実際を瞥見すればたちまちのうちに、われわれがマニュアルに支配された世界を生きており、いまなおそうした世界の構築を進めていることに気づくであろう。そこには、かけがえのない人生を生きる人間が呼吸しているのようにのように構築された世界に真っ向から挑んでいる。そう、わたしには感じられる。

心理療法というのは、語りを聴くことによって「物語」が紡がれていくプロセスの営みである。それは、唯一無二の「わたしの物語」を創出することであり、それが生きるということである。わたしはそのような実践に生きる心理臨床家である。そのように語りを聴くとき、語り手の苦しみや痛みがひしひしと伝わってくる。クラインマンもそのように語りを聴き、紡がれる物語を生きてきたように思うのである。そこでは必然的に「人間とは何か」「どのように在ればよいのか」「われわれは何者なのか」といった問いが生まれる。このような問いにクラインマンは正面から向き合おうとしている。心理臨床家としてそう実感させられる。

そこでわたしもまた、このような問いを引き受けざるを得ない「わたしの物語」を紡いでいこうと思う。まず、心理臨床家としてのわたしの背景にある体験の語りから始めたい。そこにクラインマンとの接点を感じるからである。

第一節　心理臨床家としてのわたし

1　わたしは何者なのか

　わたしは、科学技術の発展による繁栄にこころ奪われ科学者を志した。幼い頃からの科学技術による家電製品の普及によって暮らしが便利になる体験、夢の超特急と呼ばれた東海道新幹線の開通、アポロ宇宙船の月面着陸、まばゆいばかりの万国博覧会の熱狂に、素晴らしい人類の未来を感じていた。それはわたしという存在のなかにいまもなお色濃く生きており、その一部を成している。一方でわたしは、科学あるいは人間の営みによって産み出される影の領域やそこに生きる人に、常にこころ奪われてきた。いまなおそうである。
　それは、幼少期、母親と出かけた縁日で足がすくむなかで軍服を着て俯く足のない帰還兵の姿であったり、小学校時代の国語の時間に教科書の朗読がうまくできない吃音の同級生の苦悶に満ちた表情であったり、テレビが伝える水俣病などの公害病に苦しんで生きる人であったり、児童養護施設から小学校に通う友だちが見せる透明な微笑みであったり、繁華街の歩道の段差を車椅子で越えようと必死に車輪を動かそうとする身体障害者の汗まみれの姿であったり、我が子の暴力を一身に浴びながらもそれを止めようとする母親の苦悶の表情であったり、さらに見舞いに立ち寄ったわたしに、自分が悪いのだから止めないでくださいと訴え、殺してくれと顔を歪ませて訴える祖母の姿だった。そうした体験がわたしのこころに色濃く影を落としている。このような、光と影の両面の体験をわたしは往還していた。しかし、影の世界はわたしに圧倒的な威力でもって語り続けるのだった。それは、

第Ⅰ部　　　　4

文化・民族・国家といった領域にまで及んでいった。長崎・広島の原爆資料館で体験した身体を突き抜けるような恐怖であったり、沖縄や韓国を訪れる度に体験する日本人であることのざわめきであったり、アウシュヴィッツ博物館で味わった人間であることの哀しみであったりした。

「どうして人はこのように在るのだろうか」と、物心ついたときから想い続けてきた。この想いに、誰も答えを与えてはくれなかった。それどころか、わたしはいささか風変わりな人間と周囲から見られていた。科学技術の興隆によって豊かな暮らしを享受する人間の姿とその影で受苦の生を生きている人の姿。わたしのなかにはこのような引き裂かれた自己が生きている。どちらの自己も肯定あるいは否定することなどできはしない。けれどもわたしは、ある時期まで後者に背中を向け、光の世界を見続けようと必死だった。しかし影は常にわたしの存在全体を揺すぶり続けてきた。出自による差別、戦争による悲劇、文化による軋轢、民族による対立、そしてそれらに通底する暴力は、常にわたしのこころに圧倒的な勢いで迫ってきて、先の問いからわたしを逃がそうとはしなかった。

そしてとうとう、あるとき、わたしは影の領域に正面から向き合うことを余儀なくされた。それは意図した事態ではなく、そのときが訪れたとしか言い様のない体験であった。いまになって想えば、それはわたしが、わたしという存在の全体を生きようとしたときだったと言うことができる。その後も、このような事態は繰り返し訪れた。人は光の世界に目を向けたがるものなのかも知れない。そこでの営みには自己肯定感を体験させることがあるからである。しかし、光の世界を見ようとする度に、どういうわけか、ときにわたしは影の世界に誘われていくのであった。そこには、わたしも含めて人間の弱さや哀しみが生きているように感じられ、人間の営みが生々しく呼吸している世界である。そしてわたしは、そこにこそ人間による創造の契機が潜んでいるようにも感じてきた。「心理療法家は弱点で勝負する」との河合隼雄の名言が想起される。わたしは、幾度となく影の世界への直視を余儀なくされた。それはわたしの意思を超えた事態だった。

このような体験は、意識化できる限りでは、心理臨床家としてのわたしという存在の根底にあるものだが、クラインマンの語りに出会う度に、わたしは一気にこの自身の体験に引き戻され、そしてそこから、生々しく呼吸するクラインマンの姿を見るのである。その著書『八つの人生の物語』(一)についてクラインマンは次のように語っている。

ほとんど誰もが直接には向き合おうとしなかった問い、それは、真にかけがえのないものとはいかなるものであるべきかという問いですが、われわれはこの問いをいつかは発する必要があります。本書でわたしは、人間が生きる状況を直視することの重要性について論じてきました。互いに大きく異なるさまざまな文化的意義、社会的体験、主観性の根底には、喪失、脅威、不確かさの体験がその中心を置く、人間であるという、すべての人が共有する状況が存在します。それが、われわれの道徳的な生き方の出発点(グラウンド・ゼロ)なのです(クラインマン2006)(二)。

2　生きる心理療法を巡って

心理療法の世界に導かれるまでのわたしの体験のフレームを述べたが、現在のわたしが「知る」そのような体験の在りようが、わたしの心理療法の根底に息づいている。そこから見えてくるのは、わたしという存在がきわめて人間の営みと密接に絡んだ体験世界を生きてきたことであり、そこにおける光と影という矛盾に満ちた事態への強い疑問であり自問であり、それを抱えて生きてきたわたしという引き裂かれた自己である。「どうして人はこのように在るのだろうか」という問いに集約されるこのテーマを、わたしはおよそ20年前、「いかに生きるのか」という問いを鍵概念として論じたことがある(三)。振り返ってみると、わたしは、

こころというよりも人が生きるということにより深く惹きつけられてきたと言うことができる。当時考えていたことを振り返りながら、このテーマについて語ってみよう。

心理療法の起源をどこまで遡及するのかについては諸説があるけれども、近代科学のパラダイムが人間の営みにもたらされて以降は、心理療法はそのパラダイムを基にして、悩みや症状に苦しむ人を「治す」ことを目的としてきたと言うことができる。その後、人間の自己治癒力に信頼を置く心理療法が発展し、人がみずから治っていこうとする力を活性化させるための心理療法のスタイルが提唱されるようになった。それは「治る心理療法」と呼ぶことができるが、そこにもまた、自己治癒力が活性化することによって治るという因果論的思想が見て取れ、やはり近代科学のパラダイムを踏襲したものであった。現代においては、行動科学の隆盛とともに、行動変容を科学的にシステム化する認知行動療法が世界的潮流となっている。

きわめて概括的に、心理療法はこのような歴史的経緯を辿ったと言えるのであるが、その一方で近代科学に代わる新たなパラダイムの模索が続けられてきた。それはきわめて人間の営みの領域からの要請であり、その領域における近代科学的パラダイムの限界を認識させるものでもあった。たとえば、終末期医療の領域では「不治の病い」を生きる人に対して心理療法的関わりが要請されるようになってきている。もちろんそこに近代医学の技術が不可欠なことは言うまでもない。しかし、医療者がどれほど力を尽くしても、病いからの解放がもたらされるのではなく死に逝くプロセスを生きる現実がそこには歴然と存在するのである。そして、そこには人と人との関わり合いが求められており、その現実を生きる人のこころの語りを聴くことの意義が認識されるようになってきたのである。そうした心理療法の必要性が共有されるようになってきた。けれども、皮肉なことに近代科学のパラダイムによって発展してきた心理療法は、「不治の病い」を生きる人に向き合うパラダイムをもってはいないのである。

心理療法における新たなパラダイムの模索は、心理療法の原点に立ち返るプロセスであった。それはまさ

に、こころも身体も含めて存在全体として生きることに苦闘・苦悩する語りを聴くという実践であった。そこでは、もはやこころと身体がつながるためのパラダイム的な世界観は意味をなさないことが明らかになってきている。むしろこころと身体などといった二分法的な世界観は意味をなさないことが明らかになってきていると言うことができるであろう。

ここに、クラインマンの「物語」に対する考え方が大きな示唆を与えてくれる。クラインマンは、病む人の語りを聴き、その体験の語りが物語を紡いでいくプロセスにコミットし、人間が生きるということ、人間の生と社会との関係について深い思索を展開していく。それは「病いは経験である」との一言に集約される。

病いは経験である。痛みや、その他の特定の症状や、患うことの経験は、われわれのもっている時代や生活を構成しているあらゆる特徴と分かちがたく結びついている。われわれのもっている観念、感情、家庭や職場での対人関係を作る密接な結びつき、さらには広く共有されているイメージ、経済的な力、ケアや福祉の社会的機構と結びついている。……われわれは物語（ストーリー）を通じて、病いの語りを通じて、病いの経験に関わる（クラインマン 1996）(四)。

すでに述べたが、心理療法はこれまで「治す」「治る」パラダイムでもって人に向かい合ってきた。そのようなスタイルでは「治らない」人に対して心理療法は無力と言ってもよいだろう。新たなパラダイムは、人間という存在がこの世に生きて在ることの生々しい体験を基盤にするものでなければならない。そのことは、科学の知によって体系化されてきた心理療法がその営みの原点に戻ることなのである。クラインマンは「病い」ということばを、人間に本質的な体験を意味として用いている。それは、科学的に構成された概念である「疾患」とは異なる。ここに、病いを生きる人に関わるクラインマンの在りようを見ることができる。

このことと関連して、哲学者の中村雄二郎は次のように語る。

臨床の知は、科学の知が主として仮説と演繹的推理と実験の反復から成り立っているのに対して、直感と経験と類推の積み重ねから成り立っているので、そこにおいてはとくに、経験が大きな働きをし、また大きな意味をもっている。しかしこの経験については、これまでにも多くの人がその重要性を認めながら、その構造がはっきり捉えられなかったため、その働きが曖昧にされたままになった。ところが、演劇的知を含む臨床の知によって、その経験の構造が明らかにされたことによって、現代の知としての〈臨床の知〉の積極的意味が照らし出されることになったのである。

すなわち、《人は経験によって学ぶ》という諺はほとんど世界の至るところに見出されると言っていいが、この諺は、ギリシア語では《TAPATHEMATA, MATHEMATA》、直訳すれば《受苦せしものは学びたり》という言い方で言われている。つまりここには、人が〈経験によって学ぶ〉のは、ただなにかを体験するからではなく、むしろそこにおいて否応なしに被る〈受動〉や〈受苦〉によってであることが、よく示されている（中村 1992）(五)。

「受苦せしものは学びたり」との諺には、体験の重要性とともに引き裂かれた自己を統合し創造へと志向せしめる知恵が潜んでいるように思われる。わたしは、このような体験の重要性を指摘し、その体験知の世界を「存在の知」と呼んだ。そして、「存在の知」に触れることを通して新たな世界観が生まれる心理療法を提唱し、それを「生きる心理療法」とした。

生きる心理療法は、「わたしとは何者なのか」を問い続ける実践であるとも言える。そこには、「治す」「治る」といった次元とは異なる人間の生にコミットする実践がある。「治す」「治る」実践を治療と呼ぶとするならば、ここにおける実践は、クラインマンが語る意味でのケアであると言うことができる。クラインマン

第1章　ひとりの心理臨床家の考える人間の生とアーサー・クラインマンの存在　　9

はケアの営みをどのように捉えているのであろう。このことは本書でクラインマンが生々しく迫力をもって語っているが、クラインマンの意味するケアを一言で述べれば、「ケアは人間による実存的行為である」ということになるであろう。クラインマンはわたしとの対談のなかで、わたしに向けて次のように語ったのだが、そこにはケアの本質が息づいている。またそれは、生きる心理療法の本質を語ることばでもある。

あなたが慢性の病いを生きる患者さんたちに出会うとき、彼らはたちまちにあなたが何者なのか、そして、あなたが彼らの病いを本気で助けたいと思っているのかということに感覚的・直観的に気づくものです。その気づきによって、彼らは関係を作るのです。これこそが「治療的関係」と言えます。あなたが病いの体験を抱えて生きている彼らを助けようとしていることを意味しているのか、あなたが病いの体験を抱えて生きている彼らを助けたいと思っているのか、そのことが分かれば彼らは時間を重ね、関係を重ね、あなたに語ってくれます。慢性の病いを抱えるクライエントが生きてきた「病いの体験」とは、クライエントと病いとの間で起きている葛藤なのだと、わたしには見えるのです。もし、あなたが彼らを助けることができる「何か」を知っている人だと認識すれば、あなたに応えてくれます（クラインマン 2011）(六)。

さて、存在の知、生きる心理療法というわたしの考え方に対して、拙著出版後、わたしが尊敬して止まないある精神科医と、これもわたしが敬愛するあるキリスト者から非常に意味深い指摘を受けた。両者とも拙論にはほぼ同意を示しながらも「存在の知」ではまだ不充分であるとの内容であった。その精神科医は存在の次元に留まるのではなくそれを超えなければならないとコスモロジーの精神性を語り、キリスト者は「存在の知」の深みに「神の知」があると語った。きわめて的確な指摘であると同時に、これらは思春期からわたしの内に生き続ける宗教性への関心を想起させた。

3 宗教性

わたしは、思春期に入った頃から宗教に深い関心を寄せてきた。正確には宗教ではなく「宗教性」と言うべきであろう。生まれ育った地に曹洞宗の大本山永平寺があったことも影響していたが、多感な頃、禅の世界がわたしを捉えたことがあった。それが引き裂かれた自己とは異なる次元の営みであるように体験され、禅の体験から得られるものが光と影を統合してくれるのではないかと感じたのである。しかし、それはわたしには不可能なことであった。ただ、これが契機となって宗教の存在はわたしのこころに深く根づくことになった。後に心理療法のトレーニングを受けるようになるときに、わたしはふたたび宗教と向き合い宗教性について深く考えることになるのだが、それはこの当時の体験と深く結びついて生まれた事態だったように感じられる。

このことと関連して、他所でも引用したが、ここでヌミノースムについての河合隼雄の語りを再度取り上げて考えてみたい。河合隼雄はヌミノースムという人間の力をはるかに超えた畏怖の感情を起こさせるような体験が、体験の在りようによっては日常的に生じることを踏まえて次のように語る。

あくまで個性的に生きてゆくためには、「私」という存在が生ぜしめるヌミノースムの体験に対して、われわれが開かれており、それを通じて得られる、もうひとつの普遍性の追求、すなわち宗教性ということを失ってはならないのではなかろうか。このことは、二一世紀に人間が豊かに生きてゆくための最後の砦のように思われる（河合1990）（七）。

この語りのもっとも難解な箇所は「われわれが開かれており」というところにある。これはいったい、どのような在りようを言うのであろうか。この在りようが宗教性をもたらすのであるから、これはきわめて重要なところである。

教育分析のとき、分析家河合隼雄はほとんど語らない。自分の見た夢を提示して、夢についてふたりで考える。眠っているのではないかと思うほどである。最初はずいぶん戸惑った。自分の見た夢を提示して、夢についてふたりで考える。眠っているのではないかと思うほどである。最初のわたしは自我的にわたしという存在を理解しようとしていたと言える。けれども、教育分析というのは、そのときにわたし（両者）にもたらされてくる体験に重心を置く営みなのである。それは「わたしの人生」を賭けた体験であると言ってもよいだろう。そう考えると、自我によって世界を理解しようとしていたわたしは、その自我的な在りようのために「閉ざされていた」ことになる。それではヌミノースムの体験はもたらされない。わたしもまた「開かれた」姿勢を生きようとするとき、その両者の在りようが宗教性をもたらすのである。

ここで誤解のないように付言しておきたいが、わたしは自我的な在りようを否定しているのではない。言語によって開かれた世界に生きるわれわれにとって、自我を不問にして生きることはできないであろう。わたしが強調したいのは、そのような自我的世界観があまりに強大になりすぎた現代にあって、ユングの言う「自己」の側から世界を見ることの重要性である。この、自己の側から世界を見る在りようは、「自然（じねん）モデル」

と呼ばれるものでもある（八）。そして、このような「開かれた」在りようが「わたしの宗教」を作り上げることにつながるのである。またそれは、「わたしが生きる世界観」を築き上げることでもある。「開かれている」ということは世界すなわちわたし以外のすべてに対して開かれているということである。それは自我が可能な限り働かない在りようである。自我を中心に世界に向き合わない姿勢と言ってもよい。このことを河合隼雄は、文化差を論じるなかで、人間と自然を引き合いに出して説明している。それによると、西洋近代の自我が世界を見るとき、その世界は客観的研究対象として外在化されているのではなく、むしろ「内なる自然」とでも呼べるものであり、また宗教性の体験と呼んでもよいだろう（九）。それは精神性の体験であると言うことができるであろうし、日本人の場合はその世界は客観的研究対象としての「自然」であるが、日本人はそれを「自然」と呼んできた。精神分析家の近藤章久は親鸞の自然法爾を次のように解説する。

　私たちは自分の力や計らいによって自分自身を救うことはできない。それは我々を超えた大きな力、そういうものによってのみ救われるのである。それが自然、おのずからしからしめられるという力。その力は何かと言うと、それをしいて言えば無上仏というものである。無上仏というのは形は無く、形が無いから自然というのである。……法爾というのは正しく導かれるということなのです。……私たちは通常自分の力で生きていると信じています。しかし今私の心臓なり、私の胃腸を自分の意志でコントロールしようと思ってもできません。我々が生きているのはこれは自然なのです。おのずからしからしめられて生きているのです。自分の所作では無いわけです。そういう力が宇宙的にあるということを（親鸞は）はっきりと言っているわけです（近藤　1988）（一〇）。

　このように見ると、わたしが実践している心理療法は、この世に生きて在ることを実感する実践であると

言うことができる。人と人とが出会うこと、それによって生まれるコンステレーション、それらがひとつのコスモロジーを産み出す在りようの気配を感得しつつ、語りを聴く。そこにおける「語り」「聴く」の次元はきわめて精神性を帯びたものであり、自我的次元の在りようとは異なるものである。クラインマンの著作には、随所にそうした語りを見ることができる。この意味でクラインマンの語りには宗教性があると言うことができる。実は、わたしは、このようなことをクラインマンに出会う前に小論にまとめて送っている。おそらくクラインマンはわたしに会う前にそれに目を通したであろう。このことについては後述することにしたい。

さて、およそ5年前、わたしは、教育分析の体験からもたらされたことばを語った『体験の語りを巡って』[二]。前著からおよそ20年後のことであった。執筆中にわたしは、自身のライフサイクルからすると、心理臨床家として語れることはもうないのではないかと内心考えていた。しかし、不思議なことに、執筆中に、わたしはふたたび影の世界に誘われていったのである。それは糖尿病という慢性疾患との出会いであった。おそらく、河合隼雄との教育分析における終結夢がそれを予見していた。

検査を受けるとわたしは不治の病であることが分かる。こんなに健康なのに、と思う。主治医は不治の病をわたしに宣告し、心停止の指示を看護師に出す。看護師は「睡眠薬で眠らせて心停止の注射を打とうか」などと言っている。わたしは、「不治の病ならば、創造的に死ぬプロセスをわたしは生きる」とはっきりと告げる[二]。

この拙著の「あとがき」は、糖尿病における心理・社会的アプローチの世界的権威であるアラン・ジェイ・コブソンをニューヨークに訪ね、そこからクラインマンに会うためにボストンに向かうアムトラックの車内

第Ⅰ部　14

で記されたものであり、いまから思うとさらなる「はじまり」を示唆するものでもあった。

4　糖尿病という「病い」との関わり

およそ十年前、不思議な偶然から、わたしは糖尿病を抱えて生きる人のこころの世界に深い関心を抱くようになった。意識的な理由があってのことではなかった。けれども、いまにして思えば、わたしという個人を超えた「何か」がわたしをそのフィールドに誘ったと言える。その「何か」とは、生々しく呼吸する人間の営みの在りようである。そのようにわたしには思われる。このフィールドで最初に出会った医師の石井均はその経緯を次のように述べている。

京都大学大学院教育学研究科の大学院生たちが糖尿病患者についての描画法を用いた臨床研究の話をもってこられたのが2000年だったと思う。私は当初抵抗があった。それまでの描画法を用いた研究成果は、「こういう絵を描く人は自己管理ができない」というような糖尿病患者の特徴を抽出分類するものであったからだ。そういう研究なら協力できないと申し上げた。

その後、彼らは研究内容を修正し、あなたにとっての人生、あなたにとっての糖尿病という話を聴く中で、絵を描いていただくという方向になり、共同研究が始まった（石井　2015）(三)。

科学的パラダイムに基づいて医療を推進する世界にいる人が、そのパラダイムを基盤とする臨床心理学では向き合えないと語ったことに、わたしは強い関心を抱いた。もとより描画法研究を専門としていたわたしにとっても、臨床心理学における科学的な描画研究法には大いに疑問を抱いていたので、我が意を得たりの

感もあった。そうしてわたしは、この医師と話をしてみたいという気持ちになり、大学院生たちとともに出会うことになったのである。わたしには、糖尿病医療の世界は「語り」「聴く」という営みが真に必要な領域ではないかとの直観があった。出会いの体験を通して、そしてその後の共同研究のプロセスからすると、その直観は間違っていなかった。また、前記引用の最後の2行には、最初の出会いのときが簡潔にまとめられているが、この行間にはきわめて密度の濃いやり取りがあった。それは、糖尿病者の語りを聴くことが本当に糖尿病医療の一助となるのかを見極めようとするひとりの医師の執念と、臨床心理学におけるパラダイム転換の必要性を主張するひとりの心理臨床家の意思が「何か」を産み出そうとした熱を帯びた出会いだったと言うことができる。その「何か」は、石井均がその後に河合隼雄と出会うことを通して「糖尿病医療学」として生まれることになった（一四）。

医療者として生きていくためには、医学をベースとして、診断、治療法や予後をどのように説明するか、患者さんや家族とどう関わるのか、お互いの考えをどう調整していくか、などなど、教科書には書かれていない現場の知恵、臨床の知の集積ともいうべき体系が必要だった。それが、糖尿病医療学という言葉になった（石井 2015）（一五）。

わたしを糖尿病に惹きつけたのは、それが不治の病いつまり慢性疾患であり、生涯にわたって治療が必要であるという、人間の営みに深い影響を及ぼす在りようであった。それは、「どうして人はこのように在るのだろうか」という、わたしという存在の根底に息づく問いにわたしを誘っていった。糖尿病治療の中心は自己管理である。このことは、糖尿病がまさにこの病いを生きる「わたし」の在りようを問うてくるように、わたしには思われた。また、生涯にわたって食事制限が必要となることは、糖尿病が「食」という人間の生の根本的事態と関わっているように思われた。

第二節　邂逅　アーサー・クラインマン

1　出会い前

糖尿病を発症する。医学的にはその原因は明白である。しかし、その治療は糖尿病を生きることとともにある。糖尿病とともに生きることについて、医学は客観的な答えを与えてくれない。糖尿病は個々それぞれの病いだからである。ここに一人ひとりの糖尿病者の語りを聴き、その人にとっての糖尿病を考える必要性があるのであって、そのことを通して、語りから生きる「知」がもたらされるのではないか。そのような在りようで糖尿病医療に心理療法が意味をもつのではないか。そうしたことを考えたわたしは、石井均との共同研究を地道に続けながら次第に糖尿病医療の現場に参与するようになっていった（二六）。

2005年5月12日、神戸国際会議場で開催された第48回日本糖尿病学会学術集会において、「糖尿病診療における臨床心理の役割と実際――臨床の知の場」と題するシンポジウムが開催された。およそ半世紀の糖尿病学会の歴史のなかで、臨床心理がシンポジウムとして取り上げられたのは初めてのことであったという。実は、臨床心理学に関心を抱いた石井均は、共同研究に加えて、河合隼雄と対談や事例検討を重ねていたのである。そして、医学の領域に臨床の知の重要性を強調し、「医学」に加えて「医療学」（二七）が必要であると説く河合隼雄と、それに深く賛同する石井均の協働がこのシンポジウムにつながったのである。このように、糖尿病医療に関わるにわたしも登壇し臨床の知について語る機会を得ることができた（二八）。共同研究は展開を見せ、さらにそれは、2007年とその翌年、石井均が師事したアラン・ジェイコブソン

をボストンの「ジョスリン糖尿病センター」に訪ね事例検討会を開くという方向に発展していった。2008年には、渡米の後、11月17日にジェイコブソンを日本に招聘して、京都大学百周年時計台記念館において、「病いと臨床――病いに生きる人間にみる臨床の知」と題するシンポジウムおよび事例検討会が開催された。

2009年、ジェイコブソンと議論するために渡米を計画していたわたしは、かねてより出会いを望んでいたクラインマンに宛てて、会いたい旨のメールを送った。もちろんクラインマンはわたしのことなど知る由もない。たぶんわたしは、会ってはくれないだろうと思っていた。クラインマンにとってわたしと会うことに何のメリットもないと思っていたからである。ところが、しばらくすると、日時と場所を指定して45分ならば会うことができるとのメールが返信されてきたのである。これにはまったく驚いてしまった。未見の研究者に会うためにはそれなりの事前準備が要る。ましてや相手が外国人であればなおのこと、わたしがどのような研究者でどんな目的で会いたいと思っているのかを明確に伝える必要があった。そして、およそ30年あまりの心理臨床家としての臨床経験のなかで「人間とは何か」というテーマについて思索を巡らせてきた。わたしは、心理療法のトレーニングをユング派分析家に受けてきた。クラインマンの著作に出会った（一九 ）。その著作のなかで「人間の生と死」に深く関心を寄せるようになり、クラインマンは、末期がんやエイズといった病いを抱えて終末期を生きる人や慢性疾患を生きる人にインタビューをして、人間が生きるということ、そこにおける人間と社会との関係について深い議論を展開していた。心理療法の実践と糖尿病の心理臨床研究を通して同じようなテーマについて考え続けていたわたしには、クラインマンに尋ねたいことがたくさんあった。けれども、議論になるだろうかとの不安は大きかった。45分という短い時間しかないこともその理由だったが、何より大きな理由は文化差であった。河合隼雄が西洋で生まれた心理療法を日本に導入するときに文化差に細心の配慮をしたことが想起された。まし

第Ⅰ部　　　　　　　　　　　　　　18

てや、現代は洋の東西を問わず行動科学的アプローチが全盛である。そのようなときに、わたしのような考えが伝わるのだろうかと思ったのである。熟慮の末、わたしは小論を書き下ろしてクラインマンに送ることにした。その要点を次にまとめた。いま思うと、ずいぶん荒っぽい論を展開したものだとあきれるほどであるが、案外ストレートに伝わったようにも感じている。

2 不治の病いと物語を巡る若干の考察

物語と不治の病い

あるクライエントは、「おまえなんかは生きている値打ちがない。死んでしまえ」という幻聴に苦しみ、主治医を通してわたしのところに心理療法を受けにきていた。この幻聴は、およそ5年に及ぶ心理療法を通して消失していった。そして、最終のセッションでわたしが「本当によくがんばった」とクライエントに伝えると、クライエントはこう語ったのである。「先生は、心理療法がうまく運んで幻聴が消えてよかったと思っているでしょうけれど、わたしにとっては幻聴に苦しんだこの5年間は決して消えてなくなることはありません。わたしの人生からこの5年間の苦しみがなくなることは決してないのです」。

このクライエントの語りは、自分の人生において幻聴という症状を抱えて生きていた時期を決して忘れないとクライエントが宣言したことを意味している。たとえ幻聴が消失したとしても、「物語」という観点からすればその症状はクライエントの人生のなかにいまだに生きていると言える。ことばを換えれば、クライエントの内的世界には病いの体験が生き続けるのである。このことは、クライエントが自身の人生の物語を生きるうえで、病いの意味と関わり続けなければならないことを意味している。このように見ると、幻聴という症状は現実的には消失したと言えるけれども、クライエントの内的世界で生き続けるその体験は「不治

の病い」であると言えるのではないだろうか。物語を生きるという人間の体験からすると、個々の人生から哀しみや苦しみをなくすことは不可能である。それらは個々の人生の物語のなかに生き続けるのである。そして、「体験」に焦点づけてみるとき、大いなる哀しみや苦しみの体験を抱えて生きることは「不治の病い」を生きることであると言うことができるのではないだろうか。

死に逝く生をいかに生きるか──日本人の宗教性

社会や環境が異なっていたとしても、人が生まれて死に逝くという事実に変わりはない。人は「死」を抱えて生きていかなければならない。ここにこそ臨床の知の本質があるとわたしは考えている。死を抱えて人生をいかに生きるのか。それは、現代において重要なテーマだと言うことができる。したがってわれわれは、「生と死の在りよう」を見つめ、このテーマについて深く考え、語っていかなければならない。われわれは、いかにして生きるのか? われわれが生きるために必要とする信仰とはどのようなものなのか? そうしたことは、すべての人に問いかけられているものではないだろうか。

ここで、日本人の死生観について考えてみたい。なぜなら、それがわたしの心理療法に深い影響を及ぼしているからであり、またわたしという存在を成り立たせている一部だからである。日本人のこころ（精神性）は、キリスト教の死生観が現代における西洋の思想を築いてきた一方で、日本人の死生観によって培われてきたと言うことができる。その日本人の死生観というのは、日本語で「じねん」あるいは「あるがまま」と呼ばれるものである。日本人には人生をあるがままに受け入れて生きるという精神性がある。それは同時に、死をあるがままに受け入れて逝くという精神性でもある。すなわち、生と死を明確には区別しない在りようではないかとわたしは考えている。生と死はひとつのコスモスのなかにあると言うことができる。しかし、無意識的には日本人の宗教観は「じね

日本人は特定の宗教を信仰しないと言われることがある。

第Ⅰ部　20

このように、宗教性ないしは精神性は「じねん」「あるがまま」という宗教観を背景として日本人の生きる営みのうちに息づいているとわたしは考えている。そして、ここから生きることの意味を考えることができるのではないか。この意味で、「じねん」「あるがまま」は非常に意味深い観念だと思われる。この世で生きることは、個人的意識を超えている。だからこそ、この世に生きる一人ひとりの人生には意義があり、その人生の体験が固有の物語を産むのである。

統合失調症のクライエントが「わたしは生かされている」と語ることがある。多くの宗教的言説がそうであるように、「人は生かされている」と言うことができる。そうした語りは、ある意味で真実である。けれども、より重要なことは、「人はいかに生きるのか」ということだとわたしは考えている。「わたしはいかに生き、そしていかに死ぬのか」。このことは人生にとってもっとも重要なテーマではないだろうか。

不治の病に陥ったとき、「死に逝くプロセスをいかに生きるのか」が尊く大切なことになる。われわれはそれを深く考え、そうして、「じねん」「あるがまま」であることがいかに重要なのかを認識するのである。

3　出会い

2009年11月19日、ハーバード大学アジアセンターにあるクラインマンの研究室を訪れた。外国人にしては小柄なクラインマンは議論のテーブルに着くと不思議な雰囲気を醸し出す人であった。そのときにどのような議論がなされたのかは、拙訳に「付録」として収めてある(三〇)。印象的だったのは、わたしが死に

逝く人を「助ける」ことはできないと言ったことに応えてクラインマンが次のように語ったことである。

たしかに死にゆく人を助けることはできませんが、死にゆく人の死を助けることはできます。そのときあなたは、彼らにとって死にゆくプロセスそのものは操作できないということに自覚的であるべきです。あなたは、彼らが何者なのかということに、揺れることなく向き合うべきです。それが、あなたが彼らに「信念」（faith）を与えるということです。あなたが言う「あるがまま」という「信念」を彼らに与えるということです。ここまで生きてきた彼らが何者なのかをあなたに語るのです。そして、彼らは自らの力で自身が何者であるのかに辿り着くのです。それが、あなたが彼らを「助ける」ということなのです（〔 〕は引用者。クラインマン 2011）（二）。

ここには、クラインマンのケアに対する考え方が息づいている。それは、当時、アルツハイマー病を患う夫人に対するクラインマン自身のケアの体験からもたらされた信念に満ちた語りでもあったと、聴き手のわたしには思われる（三）。

この出会いのとき、クラインマンは、わたしが疑問に思っていることの答えは自身の最新の書物に書いてあると言って、それを紹介してくれた（三）。その一書はわたしに深い影響を与えるものであった。その著作からわたしにもたらされたテーマは「真にかけがえのない人生を生きるためには何が必要なのか」というものである。翻訳を進めるなかで、ふたたびクラインマンに会いたい想いが募り、翌2010年、ふたたび渡米した。2時間以上に及ぶ交流のなかで、クラインマンは夫人とのケアの体験を次のように語った。その語りは、科学と臨床をつなぐという脈絡をもっており、きわめて印象深いものであった。

妻がアルツハイマー病によって緩やかに下降していくのを見て、わたしにとって非常に困難かつ重要な体験だったのは、わたしがその病いを止めることはできないと認識することと、にもかかわらず、ただ彼女とともにいなければならないということでした。……下降するプロセスは脳の死です。脳が死んでいっているのです。……脳の病いによって死ぬには、長い時間がかかるのです。そして、そのような人とともにいて、自分が愛している人とともにいて、それでもその相手を助けることはできないことを知るのです。その場に身を置いていると、妻がアルツハイマー病であることは、わたしにとって個人的にもっとも大きなチャレンジなのだと思います（クラインマン 2011）（二四）。

クラインマンは臨床的な関係のなかに科学だけではなく人間的な要素を組み込んでいこうとしているが、それは夫人とのケアの体験からもたらされている。クラインマンに出会い、この語りを直接に聴くことができたわたしは、クラインマンが現実にもそして内的にも、夫人の「不治の病い」とともに生きていることを確信した。

クラインマンの著作を翻訳出版後（二五）、わたしがクラインマンに出会うきっかけとなった書物（二六）を日本に紹介した江口重幸との交流が始まった。そして、この交流が本書出版の大きな契機となった。

4　日本への招聘

帰国後、わたしは糖尿病の心理臨床研究を続けた。石井均とともに、河合隼雄が提唱した「糖尿病医療学」を打ち立てることは、わたしの人生にとって真にかけがえのないものになっていった。糖尿病の心理・社会

的アプローチに関心を抱く医療者と出会い、わたしが河合隼雄から学んだ心理療法について語る機会が次第に増えていった。それにつれて糖尿病医療学の必要性に賛同する医師・医療者が増えていった。そして、2013年3月20日、京都大学百周年時計台記念館において、「医療と臨床心理――糖尿病医療学における臨床心理学の支援」と題するシンポジウムが開催された。このシンポジウムは医師を中心とする医療者と心理臨床家が協働して糖尿病を抱えて生きる人にどのような支援が可能なのかを議論する画期的なものとなった(二七)。

このシンポジウムの前年、クラインマンから突然メールが届いた。自身のプロジェクトで来日するので会いたい旨の内容であった。日本でクラインマンに会える機会ができることは、真に嬉しいことであった。江口重幸と同席でクラインマンに会うことができるからであった。2012年10月28日、京都において実に意味深いときをともにすることができた。その折に、わたしはクラインマンに尋ねてみた。「あなたを日本に招聘したいのですが、いかがでしょうか」。即答だった。この京都でのときが契機となって、2014年3月15日、クラインマンが来日することになったのである。来日したクラインマンは、翌16日には京都大学稲盛ホールにて講演、17日には京都大学大学院教育学研究科臨床実践指導学講座の事例検討会にコメンテイターとして参加、その後、同年5月22日に開催予定であった第57回日本糖尿病学会年次学術集会における石井均と大橋健の座長による「糖尿病患者のこころを支える――「糖尿病医療学」の時代」と題するシンポジウムにおけるシンポジストとしての講演のビデオ収録、18日には京都から東京に移動し、東京武蔵野病院において江口重幸の企画による講演と、精力的な活動を行い、日本を旅立っていった。日本滞在からほぼ一年が経過した現在にあっても、クラインマンの語りはわたしのこころに響いている。

第Ⅰ部

24

結び

心理臨床家としてのわたしを存在せしめている個人的な背景世界から、心理療法の実践を積み重ねるなかで次第にわたしにもたらされてきた生きるテーマを語るなかで、現代という時代にとって、現代人が生きることに関わって、クラインマンがいかに意味深い存在であるのかを描出してきた。また、現在のわたしにとって、クラインマンとの出会いはかけがえのないものになっている。筆を進めるなかで、わたしは大いなるコンステレーションのなかに在る自分自身を体験することがしばしばであり、また、ここに語ったことはすでに「何か」によって予見されていたかのように感じられることもあった。

最後に、次のクラインマンの語りを本章の結びとするとともに、次章以降を架橋するものとして記しておきたい。

　われわれにとって危機や不確かな状況というのは、たいていの場合、人生途上に現われた何か例外的な事態、およそ予見可能な世界のなかに突如闖入してきた予見不能な力と言うことができます。しかし、……わたしが提案しようとするのは、それとはまったく対照的な見方なのです。すなわち危機や不確かな状況というのは、人生にとって不可避に出現してくる事態である、というものです。……実際のところ、危機や不確かな状況こそが人生を意義あるものにするのです。それは、人間として生きることの意味を定義づけるのです（クラインマン 2011）(二八)。

註

一 Kleinman, A., *What Really Matters: Living a Moral Life Amidst Uncertainty and Danger*, Oxford University Press, 2006.［アーサー・クラインマン『八つの人生の物語――不確かで危険に満ちた時代を道徳的に生きるということ』皆藤章監訳、誠信書房、2011年］

二 註一、前掲書、262頁。

三 皆藤章『生きる心理療法と教育――臨床教育学の視座から』誠信書房、1998年。

四 Kleinman, A., *The Illness Narratives: Suffering, Healing and the Human Condition*, Basic Books, Inc., 1988.［アーサー・クラインマン著『病いの語り――慢性の病いをめぐる臨床人類学』江口重幸・五木田紳・上野豪志訳、誠信書房、1996年、iii頁］

五 中村雄二郎『臨床の知とは何か』岩波書店、1992年、136頁。

六 註一、前掲書、273頁。

七 河合隼雄「序 いま『宗教』とは」宇沢弘文・河合隼雄・藤沢令夫・渡辺慧編『岩波講座 転換期における人間 第9巻 宗教とは』岩波書店、1990年、26頁。

八 河合隼雄『心理療法序説』岩波書店、1992年、14－15頁。

九 河合隼雄『治療者－患者関係の文化差』『臨床精神病理』第7巻1号、1986年、15－19頁。

一〇 近藤章久「東洋での自然」『文化と精神療法／日本人と自然』山王出版、1988年、65－66頁。

一一 皆藤章『体験の語りを巡って』誠信書房、2010年。

一二 註一一、前掲書、182頁。また、註一一、前掲書の182－189頁にわたしと糖尿病との出会いが詳述されている。

一三 石井均『病を引き受けられない人々のケア』医学書院、2015年、232頁。

一四 その詳細は註一前掲書8－46頁に語られている。

一五 註九前掲書、233頁。

一六 後になって知ったことだが、実は石井均もおよそ20年前からクラインマンの論文を読んで関心を抱いていたという。註一三前掲書の13－14頁からそれを知ることができる。また、このことが、わたしがクラインマンを招聘したときに大きな意味をもつことになった。そのひとつの結実は、本書第II部第3章の日本糖尿病学会学術集会における講演である。加えて、第I部第2章のクラインマンによる講演に対する石井均の質問も糖尿病医療を考える際に非常に意味深いものである。

一七 註一三、前掲書、31頁。

一八 その内容は註一一前掲書、184－189頁に全文掲載されている。

一九 註四前掲書。

二〇 註一、前掲書、270－281頁。

二一　註一、前掲書、274-275頁。
二二　クラインマンの夫人へのケアの体験は、本書第Ⅱ部第1章「ケアをすること――より人間らしくなるための旅」に語られている。
二三　註一、前掲書。
二四　註一、前掲書、298頁。
二五　註一、前掲書。
二六　註四、前掲書。
二七　シンポジウム登壇者は次の通りである（職名は当時のまま。なお、石井均は現在、奈良県立医科大学糖尿病学講座教授）。石井均（天理よろづ相談所病院副院長）、八幡和明（長岡中央綜合病院副院長）、柳澤克之（市立札幌病院糖尿病内分泌内科部長）、山本壽一（沖縄ハートライフクリニック院長）、大橋健（国立がん研究センター中央病院総合内科科長）、北谷真子（天理よろづ相談所病院内分泌内科医員）、任和子（京都大学大学院医学研究科教授・看護師）、古家美幸（天理よろづ相談所病院内分泌内科医員）、義江多恵子（京都大学大学院教育学研究科博士後期課程・臨床心理士）、高橋紗也子（京都大学大学院教育学研究科博士後期課程・臨床心理士）、皆藤章（京都大学大学院教育学研究科教授・臨床心理士）。
二八　註一、前掲書、1頁。

第2章 21世紀における感性と主観性の変容——人類は生き残れるか (一)

アーサー・クラインマン

感性とその変容

皆さん、こうして京都大学を訪れ、皆さんとお目にかかれたことを嬉しく思っています。わたしはハーバード大学に所属していますが、ハーバード大学は欧米における京都大学だと言ってよいでしょう。さて、まず今回の講演に際しまして、わたしの著書を翻訳し日本に紹介してくださっている皆藤章先生と江口重幸先生にこころより感謝申し上げます。

実はわたしは過去に何度も来日しています。初めて日本に参りましたのは1969年のことでした。そのとき、日本人の慣習・行動を観察するなかで、わたしは「感性」ということについて学びました。すなわち、日本では文化というものが、そして感性が、何と豊かに発達しているのか、ということです。感性を価値に基づく感情であると捉えるならば、それが豊かに発達してきたのが日本であり、そうしたことのもっとも顕著な例が日本であると、わたしは思ったわけです。ただし、いまここでは、いったい感性に何が起きているのかということ、そしてわれわれ自身の内なる主観性というものが過去何十年にわたって、20年から30年でしょうか、その間にどのように変容してきたのかということを考慮に入れたうえで、人類は生き残れるのか、ということについて問うてみたいと思っています。

おそらく、人類、人間は生物体としては生き残れるだろう

28

うと思います。これまでも常に生き残ってきましたから。しかし、われわれが体験すること、すなわちもっとも人間的な体験、それが過去と同様に将来にも続いていくのかということを、わたしは問うているわけです。あるいは、われわれはまったく違うものになってしまうのでしょうか。そうしたことを問うてみたいと思います。

そこで、まず「感性」ということから話を始めることにします。感性に関して英語で書かれた有名なもののひとつに『鳩の翼』(三)という小説があります。これは、19世紀後半から20世紀初頭を生きたヘンリー・ジェイムズ(三)という作家の筆によるものです。ヘンリー・ジェイムズは多彩な小説を著していますが、『鳩の翼』もそのなかのひとつで、1902年に出版されました。ヘンリー・ジェイムズは、この作品の序文のなかで、感性とは何であるかを語っています。彼が言うには、感性とは、特定の場所で特定の時代に生きたという感覚なのだということです。そして、小説家の役割とは婉曲的な表現力を用いて表現することであり、それはまるで、優しさを存分に込めた想像力を使うこと、すなわち直接的なことばではなく遠回しにそれを表現し、さらには「そのすべてを明るみに出すことではない」と語っています。そしてまた、「登場人物においてもっとも重要なことは、場面といったものを次々と使うことによって人物を取り巻く空気をほのめかす、鋭い感覚と趣きをもって描写したり、ほのめかすのだ、というわけです。すなわち明確に定義するのではなくむしろ暗示するのだとも語っています。すなわち、他者のなかにあって、それが感性であると言っています。

「他者」を感じるということ、たとえば時代や場所、文化として感じ取れるもの、それが感性だということです。

ヘンリー・ジェイムズには兄がいました。非常に高名な心理学者・哲学者であり、また医師でもあったウィリアム・ジェイムズ(四)です。ウィリアム・ジェイムズは1890年、『心理学の諸原理』と題する名著を著しました。そのなかでウィリアム・ジェイムズは、感性とは価値に結びついた感情であると述べています。

第2章　21世紀における感性と主観性の変容

彼は弟のヘンリー・ジェイムズよりも直截的な物言いをしました。より簡潔な言い回しをしたのです。実はウィリアム・ジェイムズは、弟のヘンリー・ジェイムズがあまりにことばを費やした表現をしすぎると考えていました。弟はもっと正確に語るべきだと考えていたのです。けれども、ウィリアム・ジェイムズがヘンリーに同意していたところは、人間には多くの漠然とした何かがあるという点です。すなわち、人間には明確に定義できない、カテゴリーに分類できない曖昧さや漠然さを単純に分類することはできないということです。そして、人間というのは定義できない漠然とした不確実なものであり、それこそが人間を人間たらしめているのだと述べています。また、ウィリアム・ジェイムズにとっての感性というのは、意識のなかに存在する単純な感覚ではなくむしろ客体との多様な関係に溢れている状況の体験が感性なのだと語っていきますけれども、わたしはそうした切り口から感性を扱っていきたいと思います。

いまひとつ、関連することとして取り上げたいのは、人間を統合された自己ではなくむしろ引き裂かれた自己として捉えるということです。すなわち、われわれの主観性、内面性において自己は引き裂かれている。さらに言えば完全に矛盾している分裂しているのです。そこには調和ではなく不調和という状況があります。われわれには言えることと言えないことの間の分断があります。たとえば、そういうことを言っては失礼だからといって言わないこともあるでしょう。あるいはまた、行なうことと考えていることとの間で自分自身が引き裂かれている場合もあるでしょう。他にもいろいろあると思います。しかって、この点からしますと、人間というのは完全なものではなくさまざまに断片化されてお互いにちぐはぐな状態にあるとも言えるわけです。われわれの感情は、相反する隠蔽された価値観を表わしています。

こうしたことは、フロイト以前にもさまざまな思想家が触れています。ジークムント・フロイト、ウィリアム・ジェイムズ、W・H・R・リバーズ（五）、そして米国の映画監督のウッディ・アレンも触れています。皆、

第Ⅰ部　　30

この引き裂かれている自己に触れているのです。ですので、こういった考えに触れながら、21世紀において何が起きているのかを、お話ししていきたいと思います。

主観性とその変容――21世紀を生きる課題

このスライドにまとめているのは（六）、21世紀にわれわれが向き合っている課題です。まず、「社会的変化」です。社会が大きな変化を経験しているということです。わたしが生まれた1940年代、そして50年代、社会化されていったその時代にはインターネットがありませんでした。けれどもいま、インターネットはどこにでもあって、われわれは世界中とつながっています。これは過去には想像もできない形態でした。そして、携帯電話やスマートフォンが大きく発展しました。1969年に初めて来日したときや、中国で研究に着手した1970、80年代を振り返りますと、当時は米国に電話をかけるのは大変なことでした。そこで米国に電話をかけるのは郵便局まで行かなければなりませんでした。これが当たり前になりました。いまでは、いつでもすぐに電話をかける予約をするのです。われわれを変えているのはこれらの技術の変化だけではありません。多くの技術がつながっているかのようにしてお互いがつながっています。これらがわれわれの生き方を変えていったのです。

二点目は「社会的苦痛」です。こうした技術の発展にもかかわらず、社会的な苦痛・苦闘は続いているのです。世界が大きく変わっても、そして経済が発展しているにもかかわらず、社会的な苦痛・苦闘は続いているのです。世界が大きく変わっても、世界のほとんどの人たちは貧しい生活を強いられています。世界の20億人が一日2ドル以下の生活をしているのです。ほぼ世界のすべての国に、日本や米国のように豊かな国と言われている国にも、貧困に苦しむ人たちがいます。世界の資産家

の上位87人の富を全部合わせると世界中の国々の富の半分以上に匹敵します。このような社会の不公平がますます深まっているのです。社会がどんどん豊かになっていくなかで、富の分配、知識の分配、その他社会の財産の分配がますます不公平になっています。

そして「暴力」です。20世紀というのは、大量の暴力、大衆に対する暴力という点でかつてなかったような時代でした。冷戦が終わったいまや、かつてほど暴力は重要視されないだろうなどと思っていたのは間違いでした。暴力は止むことなく、さらに大規模になりました。そしてわれわれは、日常生活に暴力がいかに深く根を張ってきたのかを知るようになってきたのです。何と多くの女性や子どもへの虐待、そして何と多くの配偶者への暴力、子どもに対する暴力があるかを、ここではいろいろな調査がなされましたが、われわれは知っています。たとえば、ラテンアメリカの国々においては、そのほとんどはアルコールに関連しているのです。このように、暴力は社会に深く忍び込んでいるわけです。

さて四点目ですが、現代においては、誰しも経済的な現実を確実なものとは捉えていません。「経済的不安定」です。雇用であるとか将来の生活であるとか、あるいは自分のキャリアがどうなっていくのか、など。皆、こうしたことに不確実さを抱いています。かつて、ヨーロッパはもっとも安定した安全なところだと見られていました。しかし現代ヨーロッパでは、たとえばポルトガルやスペイン、ギリシャなどの一部の社会において、若者の50％が無職あるいはほとんど仕事とは呼べないような仕事しかしていないのです。経済の不確実さは、減少しているのではなくさらに高まってきているのです。

次に挙げられるのは「身体的危険」です。世界にはたくさんあります。これは言わずもがなでしょう。福島の原子力発電所の事故、そして震災。これらは身体的危険の良い例です。しかし、もちろんこれだけでは

第Ⅰ部　　32

なく、物理的な危険の例は世界中にいくらでもあります。ご存知のようにわたしは中国で研究をしていました。一ヶ月前も北京にいました。そのときには、ひどい大気汚染で、この部屋の後ろまでも（七）見えないくらいの状態でした。一ヶ月前のことです。そして、北京から別の町に行ったときのことでした。中国の湖南省でのことです。わたしはある教授とレストランに行きました。このお米はどの省の生産ですかと尋ねたところ、教授は、湖南省だけれどもそこのお米は水も土壌もひどく汚染されているから食べないと言ったのです。このように、物理的な危険はなくなったのではなく、反対にその重要性に対する意識がますます高まっているのです。

最後に、「ウェーバーの技術的合理化」を挙げましょう。社会科学のもっとも重要なこの概念について説明したいと思います。マックス・ウェーバーは、優れたドイツの社会学者で1920年に亡くなりました。彼がわれわれの世界に対して出した予測というのは、マルクスやフロイトよりも重要だとわたしは考えています。ウェーバーにわかっていたのは、われわれの世界のなかで、社会生活においてもっとも重要なものが制度すなわち官僚制度であるということです。ウェーバーによると、官僚制度がなぜもっとも重要なのかと言うと、これらがもっとも効率よく社会生活を組織化する力があるからだということです。なぜかというと、官僚制度にはすべてを定量化・普遍化、そして組織化できる力があるからです。いわゆる技術的合理性のためにこれが行なわれているとウェーバーは言うわけです。体系的な組織化ができるからなのです。官僚制度がひとつの分類項になって、われわれの社会がそこから加速度的に開発され発展し、それが社会生活の一片となったわけです。

ここで、「心的外傷後ストレス障害」を取り上げてみますと、これはPTSDと略称されるもので、以前は心理学者や精神科医しか使用していなかった用語です。しかしいまは世界のどの社会においても、ある程度の教養ある人であればPTSDと言えばわかるわけです。こうしたことばには、ひとつの大きな作用があ

ります。どういうことかと言いますと、こうした用語あるいは分類といったものを作ることによって、社会はより効率よく機能することができるということです。また、ウェーバーは、そこには大きなマイナスの側面があるとも指摘しています。つまり、こうした分類がひとつの鉄の檻ともなってしまうのです。一気に押し込められそこから出ることができなくなってしまう、そこに閉じ込められてしまうというのです。結果として、感情や伝統そして自発性が一気に希薄化することがウェーバーは述べています。一気に希薄化するのです。少なくともわれわれの日常生活のなかで、こうしたことが起こったことが起こっています。そのことについて次に説明したいと思います。

いま述べたことを証明するもっとも良い例は、医療化、精神医学化、疾病化、精神病化ということです。これらは、かつては社会問題や宗教問題として捉えられていた現象を医療問題に変えることを意味しています。それによって、社会的な解決策ではなく技術的な解決策をそこにもたらそうとするのです。一例を挙げますと、たとえば「トラウマ」があります。このことばは日常の当たり前のできごとではなく技術的なことばに変えられてしまいました。トラウマということばは、現在ではひとつの障害として医療化・疾病化されています。けれども、大災害や自然災害が起こった最初の一ヶ月を見てみると、人びとの90％はトラウマ症状を呈しています。そして少しずつその割合が減っていくのです。いつどの段階でトラウマを病気とするのかが問題となります。自然災害が起こった一ヶ月後の段階で見るならば、ほとんどの人がこの病気に罹っていることになります。これは明らかに容量反応関係ということになります。つまり生理学的な関係であって疾病ではないわけです。これはわたしが思うことですが、もっとも驚異的な例は米国精神医学会が産み出したものでしょう。最新の診断統計マニュアルのDSM-5は、「死別」をひとつの疾病として取り上げています。たとえば配偶者や子どもや親が亡くなる。病気のなかに死別が入っているのです。亡くなるとまもなくわれわれは哀しみを体験します。それは臨床的に見てうつの状態になっているのだから治療

第I部　　34

すべきであるというわけです。世界のどの社会を見ても、いままでそんなことはされていません。死別の哀しみが病気だなどという人はいません。それは人間の自然な体験なのです。死別の哀しみが病気だといますので、社会がどのように進歩するのか、人がどのように時代を歩んでいくのかという意味で中心的な点だと思いますので、また後で触れたいと思います。ここで考えていただきたいのは、日常生活の哀しみあるいは死別といったできごとを病気にすること、これが医療化・医学化だということです。これは、われわれにとってもっとも人間らしい部分が失われつつあるということにもつながっています。人間を取り巻く状況というのは、常に変化の波を受けます。われわれは祖父母の時代の人とは違いますし、われわれの子どもたちは、われわれのようではなくなっていくわけです。このことについて、少し考えてみてください。皆さんの祖父母が育った育ち方、そして皆さんがどう育ってきたのか、自分がどのように大人になってきたのか、そして皆さんの子どもたちがどのように育ってきたのか、人が何であるのかということに影響を及ぼすことがらです。先ほど述べましたように、40年代、50年代というわたしの時代はもうなくなりました。その時代を生きる人もいなくなったのです。その時代の「主観性」というのは、現代の主観性とは異なります。それはいったい、何を意味するのでしょうか。

道徳的・人間的体験 (八)

こうした変容をどのように概念化すればよいのでしょうか。人との関係においてどのように意味をもたせることができるのでしょうか、どういう形で理解すればよいのでしょうか。わたしも含めてですが、皆さんがこのことを理解する一助となりたいと思っています。そのためのわたしの方法は、「道徳的・人間的体験」(九) に強調点を置くということです。道徳的・人間的体験は現代というわれわれの時代に大きく変

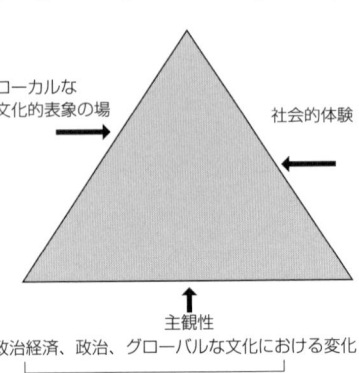

容してきています。それは、ここで述べたようないろいろな大きな変化に拠るものです。またそれは、政治経済的・政治的変化、グローバルな文化における変化、そして環境や技術の変化に拠るものです。そこで図を使って説明をしたいと思います（図Ⅰ-2-1）（一〇）。まず、政治や経済の変化という大きな枠で考えてみましょう。1940年代、50年代には、われわれの社会は製造業が主体でした。生産・製造をした社会です。しかし現代ではサービスや消費が中心になっています。1940年代、50年代というのは、われわれがいま生きているような消費社会ではありませんでした。それが政治経済的な側面です。そして、政治の現場を考えてみてもそうです。またグローバルな文化においても、つながりというものが進展しています。グローバルな文化というのは一瞬で世界中に広まっていきます。YouTubeで、ウイルス的に感染していき、そして全世界の人びとがそれを見ることができる時代です。その影響は三つの側面に分単位で見られます。第一の側面として、ローカルな文化的表象が挙げられます。ここで用いられている文化とは、社会が人びとの営みを記憶する装置によってもたらされるものを言います。たとえば、宇宙論であるとか神話であるとかさまざまな書物、建築物や記念碑など、人びとの営みの歴史を記憶に留めるためのものが装置です。文化というのはそういった装置からもたらされる記憶を指すのです。それによってわれわれの人生は意味づけられるのです。これらはもちろんのこと、社会にとって重要なことの基盤を成すものが文化であり文化的表象なのです。

第二の側面は社会的体験です。これは人間関係におけるさまざまなやり取りからもたらされ、どのように社会化されているのでしょうか。皆さんは日本人として、わたしはアメリカ人として、われわ

ローカルな
文化的表象の場　　社会的体験

主観性
政治経済、政治、グローバルな文化における変化

道徳的・人間的人生の語り

図Ⅰ-2-1　道徳的・人間的体験の変容

会的体験のなかでどのように成長してきたのでしょうか。われわれの身体や理解力は、社会の価値観を体現しながら成長していきます。そのなかで、特定の感性・主観性というものが生まれてきます。それがわれわれの内面性です。これが第三の側面です。ローカルな文化的表象、社会的体験、主観性、この三つの側面が相互に交流しているのです。文化的な意味合い、社会的な体験、そしてわれわれの内なる主観性の三側面すべてが、社会経済学ないしは政治経済学、政治、さらにはグローバルな文化のなかで変容を遂げていくのです。

私見では、このことは言わば、人間を「道徳的・人間的」体験を生きる存在へと創り直しているのです。それを裏づけているのが、中国と米国におけるわたしの体験です。そして、この体験はすべての国においても当てはまるのではないかと思います。

まず、「道徳的・人間的」と言った場合、それはふたつのことを意味します。われわれを取り巻く体験の流れ、そのなかにわれわれは一部として存在しています。たとえば仕事の現場や研究所、教室や専門の職場において、また芸術家の工房において、その場における道徳的・人間的体験というのは、そこで人がどのように行動するのかということに現されるのです。その場にいる人にとって何が一番重要なのかということです。特定の職場や家族のなかにいれば、その人たちにとって何が一番重要なのかは明らかです。最終的に行動でもって示すときに何が一番重要であるのかと言えば、それはお金であると言うことになるかも知れません。しかし、職場においてわれわれに一番重要なことは消費者に対する倫理的な取り扱いであるとしましょう。ということは、「道徳的・人間的」という表現には、肯定と否定のどちらの意味合いもあるということなのです。その場において何が価値あることとするのか、そしてそれに伴った行動はどのように現れるのかということを意味しているのです。

道徳的・人間的体験というのは、それぞれの集団において重要とされることの体現ですが、個々人にとっ

ても道徳的・人間的に重要とすることはあると思います。それは、他者からすれば間違っていると思われるかもわかりません。ある特定の行動を取るとき、われわれは本来的にこうあるべきだという行動を取ろうとします。いま起きていることを目の当たりにして何を為すべきかとなった場合、そこに倫理という観点が出てくるわけです。すなわち、価値観です。価値観と言いますと、非常に高次の抽象的意味における価値観、倫理というものがありますけれども、「道徳的・人間的」というのは、その場にいる人たちの価値観を反映したものなのです。そのなかで、肯定的な点としましては、自己がグローバル化している、つまり自分たちの社会だけではなく自分たちの社会の外にも目が向くようになっているということです。外に目が向くことによって、自分たちの社会を見直すことにもなります。世界中に友人ができるようにもなっています。また、より深く共感できるようになっています。他者に対する共感です。たとえば、さまざまな苦しみというものをわれわれは認識しているからこそ共感できるわけです。また、批判的内省ができるようになっているのです。その結果として、われわれが生きている社会や世界に対して批判的に内省できるようになっています。たとえば社会的正義であるとか、あるいは公平性、そしてまた非常に崇高な高次の倫理的観点、環境、健康、人道支援といった領域に対してグローバルな観点から目を向けることができるようになっています。

しかし、否定的な側面もあります。何と言っても世界は消費中心の社会になっています。消費者が自分たちの欲求に従って行動するようになっているのです。そこに人びとの身勝手さを見ることができます。また、自分というものがより一層表面的になってきています。自己の深層における感性が鈍くなってきているのです。先ほどお話ししたようなことですが、たとえば川端康成の作品など、日本の優れた作家の初期の作品に見られた感性は現代人には表面的になりつつあります。あるいはまた、医学化すなわち何でも病気にしてしまう傾向や合理的で技術的な展開のなかでの脱モラル化するという傾向もあります。しかし、この脱モラル

化は、落胆を意味しているのではありません。それは、物事から価値を奪い去ってしまうということ、より技術的な見方をしてしまい価値をそこに見出さなくなってしまうことを意味しているのです。この意味での脱モラル化という表現なのです。

社会的な苦しみ

さて、もうひとつ紹介したいのは、ここでの議論に重要だと思われる「社会的な苦しみ」ということばです。このことばには四つの観点が含まれています。まず、痛みや苦しみというのは社会的な力によって産み出されるということです。すなわち、グローバルあるいはローカルな経済、政治、社会的制度や関係、文化といったものによって苦しみや痛みが生まれるということです。たとえば、貧困を取り上げてみますと、貧困は非常に密接に疾患と結びついています。貧しい社会というのは、やはりそういった苦しみにもつながりやすいのです。

第二の点は、すべての苦しみや疾患、疾病等の体験あるいは災害後の体験というのは対人関係から産み出されるということです。たとえば、現代では認知症が増えています。アルツハイマー病、そして脳血管関連の認知症も増えています。たとえば、認知症の高齢者とその成人の子どもとの関係を見てみますと、お互いの関係から生まれる哀しみやいらだちといったものは、認知症の高齢者よりもその子どもの方が体験するものなのです。認知症がひどく進行すれば、当人は哀しみすら感じない。苦しみすら体験しない。それに対して子どもたちは怒りや哀しみ、さらにはいらだちすら覚えるということです。そして、日本の後を追っているのが中国で、日本より

これは皆さんの国日本にとってはとくに重要な事例だと思います。というのは、日本は今後20年間で高齢化率が40％に達する世界で最初の国になるからです。

も15年遅れてそうなります。さらに米国は20年遅れて日本の状況に到達することになります。このことは、対人関係における苦しみが増加することを意味します。高齢化率40％、すなわち65歳以上の高齢者率が40％以上になるということは、認知症を生きる高齢者数が増えるということでもあります。

これらに加えて、第三の点は、社会的な苦しみというのは、社会と制度が社会的な問題と健康問題との因果関係を悪化させることによって産み出されるということであります。問題によって問題をさらに悪化させるというわけです。これについてはとくに説明を必要としないと思います。米国では、障害者に対する制度が障害を抱えて生きる人たちの状態をさらに悪化させたという実例があります。

第四の点としてわたしが思っているのは、これまで述べてきました社会と健康の問題を混ぜ合わせにしてしまうという意味ではなく、より前向きに考えていく意図から、これらを同じ地平に置いて一緒に考える観点の必要性です。第一には、やはり社会的な力によって苦しみと痛みは引き起こされているということです。それは若死にもつながるのです。すなわち、貧困がさまざまな在りようで構造的に存在するという、それだけで苦しみが増えていくということなのです。第二は政治的な暴力です。これは世界各地で見られる状況です。また、路上での暴力行為や日常生活における暴力、これらは社会における地位に関連するものとして誰もが体験することです。そして、そのことは個々人をさまざまに圧迫していく。また、女性に対する暴力、自殺という暴力もよく知られています。こういったことはすべて、冒頭でも言いましたように、われわれを取り巻く危険に結びついているのです。そこで、ここではその危険を分類化してみましょう。

自然災害、たとえば洪水、火事、地震、干ばつ等。こうした自然災害は世界各地で見ることができます。また人災、人為的な災害もあります。さまざまな政策によってもたらされる災害がそうです。ここでは、ひ

第Ⅰ部　　　40

ひとつの例として、中国の毛沢東政権時代に起こった1958年の大躍進政策を挙げることにします。

中国は急進的な毛沢東主義によって一夜にして農村社会から工業化を遂げようとしました。この政策だけで最大規模の人災が生まれました。これはきわめて極端な例ですが、われわれが知るところでは、3千万人から4千万人の中国人がこの政策のために命を落としました。これはきわめて極端な例ですが、社会的な政策のもつ危険性を教えてくれます。経済的危機については先ほど話しましたから、これ以上詳細には述べませんが、テロリズムの深刻性ということも、すべての現代人が認識していることであり、そこにもいくつかの経済的不確実性と災害があります。米国の75世帯のうちの一世帯はかならず破産すると言われています。75分の一世帯です。そしてアメリカ人の多くがかろうじて破産を免れながらも、常に財政的に不安定な状態で生活しています。居住や就労の継続が不安定な状況にあるのです。仕事やキャリアの問題や不安についていつも抱えて暮らしていかない。計画がうまく運ばない。親しい人間関係が破綻する。こうしたことによっていかに生活に危険が伴ってくるかを認識することができます。自然災害や政治的な災厄については先ほど触れましたので繰り返しませんが、そこから世界中の人びとが学んだことは、生きていくには危険が伴うということです。

さて、分類化ですが、ウェーバーの技術的合理化の行使については先ほど述べましたが、正常かそうではないかといったことも医療化の一例です。また死別。これをひとつの病気と分類した医療化の例は、先ほど述べました。この例が、医療化・医学化といった変化の脈絡のなかで、どのように生まれてきたのかについては、お示しした通りです。そして精神医学化ですが、これもあくまでも先ほどの医療化・医学化の例であります。ここで強調されているのは、コンテクストの部分が捨象されてしまっているということなのです。その結果として何が起こっえば、恥ずかしがるとか内気だとかいったことが不安障害になっているのです。

41　第2章　21世紀における感性と主観性の変容

たかといいますと、製薬企業が発展し、そして日常生活でますます医薬品がたくさん使われるようになったのです。米国では、5人にひとりの子どもが何らかの向精神薬を毎日服薬していると言われています。これについての詳細は述べませんけれども、積極的に薬をマーケティングし、製薬企業が発展したことによって、日常疾病が医薬品化される結果となったと言うことができます。これは、医療化を極端に見た一例です。すなわち疾病の商品化です。1993年、社会不安障害がこの時代のひとつの大きな障害だと記述されましたが、80年代半ばまではこのような病気が報告されることは稀でした。そして、医療化・医学化という変化が起こったわけです。すなわち積極的に社会に対する啓発が進んだ結果、薬剤の販売促進とか静かに暮らしているということが、ひとつの病気だ、社会不安だということになって、やや常軌を逸しているといった行動に対する寛容さが、社会的にも情緒的にもなくなっていったわけです。たとえば、注意欠陥多動性障害といったものが波及的に拡大していって、多くの人たちがこうした診断を受けるようになりました。また、通常の悲嘆を体験していることがうつ病と診断される。通常の哀しみもう一つ病だと言われると、もう普通の哀しみというものがなくなってきたことになります。哀しいと言うともううつ病と診断されるわけです。そして、いま感じる自分自身の存在そのものに関わる不安は、不安障害といううつ病になる。さらに、新たな生活習慣上の問題も出てきていますが、これらもすべて病気・病い・障害であると言われるようになってきました。先ほど述べたように加齢もひとつの例です。技術的な変化についても、すでにお話ししました。こうしたことによって、耳を疑うような発言がなされます。すなわち、アメリカ人の半数は人生のどこかの時点で精神障害を発症しているというのです。これは非常に不合理で愚かでばかげた表現です。精神医学あるいは心理学で使われている現状の評価手段である精神尺度・評価などを見ていくと、普通の不幸と臨床的なうつとの間に境界線を引くことがむずかしくなっています。普通の哀しみを

臨床的なうつであるとしたら、どうすればいいのでしょうか。あるいは人間性の喪失なのでしょうか。

皆藤先生が先ほど、拙著『八つの人生の物語』について言及されました（二）。この書物は、特別な時代や平穏な時代に、普通の人たちが生きるうえで何が大切なのかという話を書いたものです。そこでは、道徳的・人間的体験について、そして個人や集団が危険に満ちた不確実な時代とどう向き合ってきたかについて語りました。そのなかに医療化について述べた話があります。医学化の話です。通常の人生における体験は、さまざまな困惑をもたらします。離婚、愛する人の死、差別、仕事の躓き、上司とのひどい関係、失業、倒産、破産、大きな事故、障害、政治的な抑圧、芸術的な失敗、さらには宗教的コミュニティからの孤立など。これらによって、人生において大切だと思っている重要な自分の在り方をかろうじて支えている力が失われてしまう。すなわち、自尊心であるとか、人との親しい関係や宗教的な価値観といったものが、もはや自分自身を支えられないようになっていくのです。そして、新たな不確実さを目の当たりにして苦闘することになり、どうにかして自分たちにとってもっとも大切なものを守り発展させていこうと努力するわけですが、それがなかなかむずかしくなっていきます。そうして、日々苦闘しながらもそれをユーモアや皮肉などでうまくカモフラージュしていくことができない。これが人生であれ生活であれ、苦しみにまいってしまうことも多いのです。そのなかで、この時代において、知識やコントロールが煽り立てられることがあります。生命倫理にしろ生命医学にしろ、あるいは社会政策においても、考えられないような因果関係が知識やコントロールを煽り立てるのです。知っているとと思っていても、実際のところは何もわからないようなことを知っていると言うようになるのです。そして、その結果として、専門家と一般人との間に理解のギャップが広がります。マスコミが取り上げる知識、あるいはコントロールできると言っていることは誇大になり過剰になり、そし

て自分たちが信じてきたことと実際に自分たちの体験を通して認識したこととのギャップに圧倒されるわけです。このギャップがとくに大きいのがメンタルヘルスの領域です。患者にしても家族にしても、強く主張される神経生物学的、遺伝的、そして社会心理学的な精神障害に対する理解を知らされていながらも、それは実際の現実とはずいぶん違うわけです。たとえば精神障害と現実を見てみると、40年にわたって生物学的な研究がなされ、そして誇大宣伝されました。多くの資金が投入されました。しかしながら、どのような生物学的な検査であっても精神障害の診断に的確に使えるものはないのです。そして、それに対する適切な対応はできていません。ここで危険なことは、すでに知識としてわかっていて実際にコントロールできていないようなことが、世界を皮相的に見る行動を推し進めてしまうということです。

ちょっとここに戻りたいと思います（二）。このスライドに書きましたように、「文化的能力 cultural competence」という動きがあります。いろいろな文化についてわれわれにはたくさんの知識があります。したがって、医師もそして専門職のあらゆる人たちが文化的に対応できるようになり得ると言っているわけです。すなわち、どの文化の人がやって来たとしても文化的に対応できるようなケア（三）が提供できるのだと主張しているわけです。しかし、これはステレオタイプを作り出すような考え方です。日本人はみんなこうなんだとか、アメリカ人はみんなこうなんだといった、非常に極端な、ひどいステレオタイプを作っているわけです。それで、この国はこうだ、あの国はああだ、などというふうに決めつけているわけです。これは因果関係というものを過大に主張しているに過ぎません。このように、人の在りようがどんどん減じられてきています。そして豊かな多様性のある人間関係というものが希薄化され均質化され、うわべだけのものになっていきます。自分たちの欲求がすべて製品であるとか消費用に提供されているものに集約できると思っているわけであり、たましいというのは、多くの場合、お互いに相反する矛盾するような価値観や感情でできています。そして、中身はまとまりのないものです。すなわち、異文化的・歴史的

に人間という存在を定義する核であったわけです。

感性・主観性の変容と人間性の喪失

このように、われわれの感性であるとか主観性というのは、昔とは変わってきています。こうした変化・変容のなかで、人間には何がもたらされたのか。そのことを最後にお話ししたいと思います。なぜ、われわれは、時間を費やしてこのようなことを語るのでしょうか。それは、三百年前、前近代が終焉し近代が始まって以降、人びとは皆、人間性の喪失ということを考えていましたが、まさにいまこそ、それが起こっている時代だと言うことができるからです。技術的な将来を見通すことはできるでしょう。それはもう目の前に来ています。そこでは、あたかもわれわれは機械、ロボットのように取り扱われるのです。たとえばデータのように、シンプルなことばで叙述可能だとされています。グーグルやフェイスブックで集められたデータの集まりも、インターネットのもうひとつの大きな成果でした。そして政府は、統治者をこのように扱うようになりました。そこでは、あたかも人はプログラム化できるものとして取り扱われています。簡単に再現可能な、うわべだけの人間として扱われるようになったのです。人間は複雑さを失ったように見えます。深みのある感性を失い、曖昧さをなくし、そしてさまざまな相反性、矛盾、アイロニーがなくなっていきました。昔はこれが、われわれが何であるかを定義する核の部分でした。もうひとつ言いたいことは、精神医学、心理学、社会科学といった学問がこうした変化に寄与しているということです。批判や反対、抵抗したりしているのではないのです。われわれがその一部になりつつあるということなのです。将来、これはどのような結果をもたらすのでしょうか。人間性が失われていくのならば、それは世界にどのような影響をもたらすのでしょうか。われわれは、

それにどう立ち向かうことができるでしょうか。このことは、われわれの時代の大きな問いであると思います。いかなる時代においても、自分はどこに向かっているのか、自分とは何かということを考えてきた歴史があります。しかし、現代は、より早く的確に、われわれの向かうべき道を把握できる時代ではないかと思います。そして、そうしたわれわれの方向性のなかには、恐怖におびえることや困惑するようなことがある。そういうことをわかっていただきたいと思っています。

恐怖におびえることに警戒する必要があります。起こっていること、そしてそれにどう対処すればいいのかということに気を配ることが必要です。臨床家の皆さん、このなかにいらっしゃる臨床家の皆さん、これは突き詰めればケアの提供にもつながるものなのです。現代において、医療制度化されているものはケアの提供の余地をより一層少なくしています。世界中の医師が受けている訓練というのは、製造ラインのようなものです。できるだけ早く治療ラインに患者をどんどん送り込んでいくようなものなのです。たとえば、医師に診察を受けると、医師は患者に会った途端に処方箋を書き始めます。まだ患者が話している最中から医師は処方箋を書くのです。

ケアを提供するということが医療からなくなりつつあります。心理学においてもそうです。しかし、それは看護からもなくなりつつある。心配ごとを抱えてやって来ている人なのです。そして、それにただ機械的に対応するのではなくて情緒的に対応しなくてはならない。いま、目の前にいる人とのやり取りを重要視する、ということです。もし、それが医療の現場からなくなってしまったら、医療の役割とはどのようなものになってしまうのでしょうか。倫理的な対応も求められます。目の前にいる人を人間として認めることであります。こうしたケアの提供にはひとつの基本要素がありました。それは、目の前にいる人なのです。心理学においてもそうです。しかし、それは看護からもなくなりつつある。社会福祉からもなくなりつつある。

ニーズがあって、心配ごとを抱えてやって来ている人なのです。そして、それにただ機械的に対応するのではなくて情緒的に対応しなくてはならない。いま、目の前にいる人とのやり取りを重要視する、ということです。もし、それが医療の現場からなくなってしまったら、医療の役割とはどのようなものになってしまうのでしょうか。ウェーバーが言うように、もしかするとその効率によって医療費を抑えることができるかも知れません。技術的にはさらに効率は高まるかも知れません。しかし、医療

はそれによって失うものもあるでしょう。考えてみてください。われわれはこれまで、医療の経済化ということを受け入れてきました。コストベネフィット分析（二四）というものを行なってきたと思います。皆さんは誰しも、その費用、便益、分析を否定しはしないでしょう。しかし、本当にわれわれが治療している疾患のコストはいかなるものなのでしょうか。われわれは本当にわかっているでしょうか。わかっていないでしょう。たとえば、生涯長生寿命といったものを見ましても、われわれは、一個人の人生あるいは家族の人生の情緒的な部分を完全に排除した形でコストだけを見てしまっているでしょうか。また、その便益を無視していないでしょうか。実際のところ、効果的な治療の影響がどれほどであるのかを、われわれは充分に余裕をもって評価することをしていません。

したがって、わたしがとても危惧していること、懸念していることのひとつは、われわれは常に医学、心理学、そしてその他の関連する分野を専門職として捉えてきたということなのです。言わばそれらは自分にとって天命のようなものとして受け止めてきた。しかし、その結果として何が起こってきたかと言いますと、官僚主義的な効率と利益の追求です。

わたしが言いたいのは、そうしたことによってケアを提供する在りようがまったく違った姿になってしまったのではないかということです。ケアを提供する現場を実際に見てみますと、ほとんどの現場では家族がそれを行なっています。教育的な資源も財源もない家族がケアを提供している場合が一番多いのです。そして、制度的に目にするのは、ケアの機械化です。ということは、将来を考えた場合、また、高齢者数が増えていくことを考えた場合、すなわち施設で暮らすことになる高齢者が増えてきた場合、彼／彼女らはどのような環境に置かれることになるのでしょうか。皆さんはどのような環境に置かれるそのときに、その施設に非常に効率的かつ整った技術があっても、そこは人間性に欠けるような場になってしまうのでしょうか。そこは、過去において社会の40％以上が65歳の高齢者になった場合、施設に入所するその場に

第2章　21世紀における感性と主観性の変容

は人間性こそ大切と思って当たり前に過ごしてきた場であったのです。

皆さんご自身が懸念を抱く場にも、このことを当てはめてみてください。過去の大学というのは、人文・社会科学が中心でした。現代では、応用化学、コンピュータ科学、工学系等が中心となっています。可能性はあるとわたしは思っています。たとえば将来、人文科学や社会科学がまったくなくなってしまう時代は到来するのでしょうか。可能性はあるとわたしは思っています。では、そうなった大学は、どのような大学になるのでしょうか。大学という場から人文科学や社会科学がいっさい消えてしまう可能性はあると思います。わたしは過去においてわれわれが大学に抱いたヴィジョンとはまったく違ったものになると思います。今日あるいは皮肉を言っているとか、そういった捉え方をしていただきたくないと願っています。ここで、わたしは過去においてわれわれが大学に抱いたヴィジョンとはまったく違ったものになると思います。今日あるいは皮肉を言っているとか、そういった捉え方をしていただきたくないと願っています。ここで、わたしは皮肉を言っているとか、そういった捉え方をしていただきたくないと願っています。ここで、わたしは皮肉を言っているとか、そういった捉え方をしていただきたくないと願っています。

うのは、結果として何もしないということにも陥ってしまいがちになるからです。いまこそわれわれは何か行動すべきなのです。すなわち、人間とは何なのかということをそれぞれの場で考え、そして人間を尊重すべく行動を起こすべきなのです。たとえばアドヴォカシーなど、さまざまなものがあります。あるいは倫理に対する注目も高まっています。しかし、そこには充分な力が与えられていません。われわれにとって必要な真剣さが足りないのです。もしわたしの言っていることが正しいのであれば、すなわち感性そして主観性というものがわれわれの時代において変容しつつあるという見方が正しいのであれば、もっとも人間的なものがまさにいま、失われつつある。それが危機に晒されている。そういうことが正しいのであれば、われわれは何をすべきでしょうか。誰がその危機に立ち向かっていくのでしょうか。何ができるのでしょうか。

皆さんのなかにおられるすべての専門職の方々、自分たちの現場で考えてください。大学という場で、あるいは医療機関、社会的な機関において、このような、来るべき変化を遅延あるいは逆転させるべく、何をすべきなのかを考えていただきたいと思います。わたしは、ふた

つの対応が可能だと思っています。ひとつは英雄的対応、もうひとつは反英雄的対応と言えるものです。わたしは博士号を取得した85人以上、そしてポスドクで言いますと250人以上、そしてまた、学部・大学院を含めて数千人の医学生の対応をしていますけれども、ここではふたりを例に挙げましょう。ひとりはジム・キムという世界銀行の総裁、ひとりはポール・ファーマーという世界の貧困地域での複合薬物治療等で成功した人物です。ジム・キムはハイテクを用いて、ハイチやルワンダ、そしてシベリアの刑務所成功を遂げました。ポール・ファーマーはハイテクを用いて、ハイチやルワンダ、そしてシベリアの刑務所その他の場でもっとも貧困な層の人たちにケアを提供するという実践をしてきました。このように、英雄的対応で事態を変容させていく人物になり得る人たちもいます。

しかし、そのレベルで働いている人たちは少数だと思います。わたしは少なくともそうではありません。むしろそうではない立場で働いている人たちの方が多いと思います。いまひとつの反英雄的というのは、批判的に物事を考えること、たとえば物事を簡略化していくのではなく常に批判的に考えることです。ステレオタイプではない考え方をより緩慢にしていくことによって乱れを起こし、批判的な質問を投げかけていくこと日常的に物事の変化をより緩慢にしていくことによって乱れを起こし、批判的な質問を投げかけていくことです。たとえばカテゴリー化、分類化、そして技術的な合理化というものを抑えて、ケアに人間性を回復させていったり、より良いケアを提供するために必要な時間軸を再考したりするのです。あるいは、普遍的・重きを置いて行動していくということです。このことはすなわち、常に人と一緒に在ること、ともに在ることを重要とすることなのです。単純ではありますが、この世に、奥深い在り方だと思います。それが、われわれ専門職をビジネスと切り離す方法です。われわれは、この世に、良いことをするために存在しているのです。ナイーヴと思われるかも知れません。単純すぎると思われるかも知れません。しかし、それはやはり世の中を助ける援助専門職に求められることであり、そう在るべきであり、そう在ることができるとわたしは確信して

います。ありがとうございました。

◎質疑応答

開業精神科医 今日は先生のお話を拝聴し、非常に感銘を受けることがあります。ひとつお聞きしたいことがあります。わたしはクリニックを開業しているのですが、やって来られる患者さんのなかに、ある診療所や病院を受診したときに、主治医は最初だけ自分の顔を見るが、それ以後はずっとコンピュータとにらめっこをしていて自分の顔を一度も見たことがないとおっしゃる方がときどきおられます。今日、先生がお話しになられたように、DSMのような操作的な診断基準を若い先生たちが学んでこられたために、症状の羅列によって患者さんを診断し処方してしまう、そういうことがいともたやすく進んでいることをとても哀しく思っています。

わたしはいつも、そのときに思い出すのは、先生の御著書『病いの語り』に出てくる、あるやけどをした女性の患者さんに対する先生の姿勢です〈一五〉。先生はその患者さんの手を握って、「どのようにお苦しいのですか」と問いかけられています。あの姿勢こそが、わたしにとっては医療者としての治療的な姿勢だと思います。いまもずっと考えているつもりでいます。診断し治療するということが簡単に進んでいってしまっていて、患者さんのために、その手を握ってどんなふうに苦しいのかと問われた先生の態度とはあまりにかけ離れてしまっている。この三、四十年ほどの間に、医学教育のなかで患者さんの痛みに、手を握って触れるという体験をもう一回元に戻す方法がないのか、医療者と患者さんとの関係性が変わってしまった。そのことをお聞きできればと思います。

クラインマン とても重要なご質問です。ありがとうございます。また、ご自身に関して、わたしに関してのことばも感謝申し上げます。医療におけるケアの提供の仕方にはいろいろな可能性があると思います。

第Ⅰ部　　50

プライマリ・ケアにおいては、患者中心のアプローチとしてのケア、これはとても重要だと思います。米国のダートマス大学では、患者中心のケアということで、アラン・モリー教授が中心となってそれを実践しています。非常に良質なエビデンス・ベイストのアプローチとして、コンピュータの画面だけを見たときと患者さんと話をしたときとを比較してその違いというものを明確にさせています。それは、患者に対してしっかりと注意を払うことの方が、診断においても予後においても良好であるとの結果です。すなわち、人間というものを大切にするということが明らかになってきています。そういう結果が出ています。成果においても長い目で見たときに非常に良い結果をもたらすということです。したがって、人間性を発揮した治療は重要であって、やはり医学部でもそういったことを教えていく必要があると思います。日本ではどうかわかりませんけれども、米国での医学教育というのはそれをどう成し遂げるのかということに教育の現場においては悲観していません。ただし、カリキュラムに充分な時間が確保できていないということが現実としてありますし、財源も充分でないという問題はあります。ですから、現場に出たときに圧倒されるわけです。正しいことを学んできたにもかかわらず、あまりにも患者さんに対応する時間が少なすぎるという現実に直面するわけです。そして官僚的・事務的な作業に追われ続けていくのです。コンピュータに入力することに時間を取られていって患者さんに向かう時間が奪われてしまうという現実があるわけです。したがって、医療制度そのものを変えていかなければ、先生の懸念やわたしの懸念に対応することはできないと思います。

その出発点として、たとえばメキシコの保健大臣であったフリオ・フランクというハーバード大学の先生は、医療制度の変革と強化、先生がいま指摘された分野ですが、そこの変革と強化を行なわなければならな

いと非常に強調しています。ただ、それをどう成し遂げるのかということについては、むずかしいところがあります。実現できるかどうかわかりません。けれども、先生のような方に声を挙げていただくことが重要だと思います。そして、医療制度がそれを妨げないようにしていくことが重要だと思います。そうしたことは、どのようにして成し遂げられるのか。ふたつあると思います。ひとつは先ほど言いました英雄的対応ということです。英雄になれるのであれば、先生が立ち上がっていかれることもあるでしょう。しかしそうでないならば、少なくとも批判的に問いを投げかけ続けることができるかどうかはわかりません。そして、いまおっしゃったような懸念を口にしていかれること、これがとても重要なことだとわたしは思っています。そうすることで成功するかどうか、すなわち変化の流れを抑えることができるかどうかはわかりません。ありがとうございました。次の質問をお願いします。

＊＊＊

鍼灸院を経営する社会人大学院生 先生の研究のなかではとくにヘルスケア・システムにすごく感銘を受けています。わたし自身が民俗セクターと専門職セクターとの周縁的な立場にあって何ができるのか、という点ですごく影響を受けました。先生に今日、お伺いしたいことは、われわれは専門知識をもって臨床をする、患者さんを治療するわけなのですが、その臨床の場で先生がおっしゃったような医療化をしてしまっていることがあるということなのです。われわれは一生懸命治療をしているのだけれども、その治療を通して患者さんに医療化をしてしまっている。経営者としては医療化をしながら医療をしていくことで報酬を得るわけです。そういうことが実際にあります。このジレンマを常に感じています。このジレンマはどのように乗り越えていくことができるでしょうか。

クラインマン ご質問ありがとうございます。まず、報酬を得ることをわたしは批判しているわけではな

いと申し上げたい。報酬を得ることが間違いだということではありません。精神科医や臨床心理士、社会福祉士あるいは看護師であっても、皆生活をしていかなければならないわけですから、報酬を得ることは決して悪いことではありません。ケアのマーケットの領域とモラルや倫理の部分を並行させてみますと、ケアの実践、すなわちケアの提供を強調しながら、それらをすべて相対化することが重要です。マーケットモデルを可能にするのは倫理的な期待がマーケットにあるからです。そして、マーケット以外に何かさらに加わるものが必要です。

現在、医療で起こっていることは、ネオリベラリズムのなかで医療がますますプライベート化していき、いまお話しした相対化がすべて押しのけられていることです。そして、代替療法や補完療法の領域、たとえば鍼灸もそうだと思いますし、中国の漢方もそうかも知れませんが、そうした補完医療、代替医療の領域におけるケアの提供の方が制約は少ないと言われています。代替医療あるいは補完医療という領域では代替医療から、たとえばバイオと呼ばれる医療の領域に学べることが他にもいろいろあるのではないでしょうか。補完医療あるいは代替医療からバイオメディカルな制度に取って代わられ特化されてしまっているのです。これは重要なポイントのひとつだと思います。とは言っても、少なくとも米国においては、鍼灸がバイオメディカルな制度に取って代わられ特化されてしまっている、あるいは官僚主義化されてきているという実態があります。このことは、一般的なケア全体にも当てはまることです。

しかしわたしは、希望をもっています。つまり、代替医療あるいは補完医療と言われている領域において、医療をより人間的なものにできるという希望をもっているのです。たとえば、患者さんの話を聴く、人の話を聴く、そしてよく説明をすることができる。ヒエラルキー的な目線で対応するのではなくて、同じ立場、同じ目線に立つことができる。そして、患者の体験を自分でコントロールしようとするのではなくて一緒に歩もうとする進め方ができる。そのように思っています。というのも、補完医療あるいは代替医療の方がそ

第 2 章　21 世紀における感性と主観性の変容

うしたことがより多くなされているというエビデンスがたくさんあるからです。しかし、たとえば米国でカイロプラクティックと整形外科を比較して腰痛の場合を見てみますと、両方の治療のアウトカムはほぼ同じなのです。しかし患者さんの満足度を見ると、カイロプラクティックの方が整形外科にかかるより高いのです。整形外科医というのは米国では、医療のなかでは群を抜いてよく訴えられます。とくに腰痛の裁判というのはものすごく多いのです。それで、整形外科医がやっていることを見るとカイロプラクティックよりも患者の声を聴くとか説明するといったことは劣っているわけです。これは全体としての問題ですから変えることができると思います。

米国の医学教育の非常に残念な部分を例として取り上げますが、米国では医学部の4年生と教育が始まったばかりの医学部の1年生とを比較しますと、たとえば問診では、1年生は4年生よりも、心理的、社会的、そして人格的な問診において優れていると言われています。これは医学教育において、医学部の学生は、たとえば問診という、ごく普通の能力を削いでいるというわけです。こうした能力を削いではいけない。しかしそうしたことが実際起こっています。ですから、先生がいまおっしゃったこと、それを問題として認識することが重要です。それに取り組むという声を挙げることが重要です。ありがとうございました。

＊＊＊

糖尿病専門医（石井均・奈良県立医科大学糖尿病学講座教授） わたしはいま、大学の医学部というところにいて、医師をしています。15年ほど前から皆藤先生たちと一緒に、糖尿病のヒューマンサイドと言いますか、人間的な側面の研究を行なっています。それはどういうことかと言いますと、先生のお話のコンテクストで言えば、糖尿病をもつ人が医療者によって自分の病気を奪われている、自分が自分の病気であることを奪われてい

第Ⅰ部　　54

いるという状況があると、われわれは思っています。つまり、医学的に定義されたものだけが糖尿病の治療であって、彼/彼女らが感じている自分の状態というのは、言ってしまえば医学的には糖尿病ではないと、治療の対象となる糖尿病ではないというふうな状況があるのではないかと、まあそういうことで皆藤先生と仕事をしています。

それで、先生の今日のお話のコンテクストに合わせて質問しますと、まずはひとつの大きな問題として、先生は「loss of human（人間性の「喪失」）」ということをおっしゃいました。それはわたしが理解したところではふたつの事態があると思います。まず、物事の処理というか問題解決が非常にテクニカルあるいはテクノロジカルになっていること。ヒューマンサイドに関しては患者も医療者も含めて、きわめて問題の捉え方が表面的になっていること。このふたつが印象に残りました。

もちろん、先生がおっしゃった社会的な、あるいは時代的な影響というのはあると思うのですけれども、その結果として、医療者も患者つまり病気をもっている人も、悩む力、病気をもち続ける力、あるいは悩み続ける力というものが失われているのではないかと思うのです。さらに言えば、自分の苦しみをそう簡単に人に渡さずにもち続ける力、それはわたしのものであるはわたしのものである。そう思い続ける力がなくなってきているのではないかと思うのです。だから、解決を簡単に他者に求める。あるいは医療者もその逆をやってきてしまう。患者の苦しみや悩みに付き合うのではなくて簡単に解答を与えようとする。それがまあ、わたしは問題ではないか、先生の講義を聴いて思うわけです。

長くなりましたが、ここからが質問です。では、悩みをもち続ける、苦しみをもち続ける力というのはどこから出てくるのか。わたしは、それはたとえば人と人との関係や、あるいは将来に対する希望、あるいは時間を信頼すること、時間を頼みにすることからだと思っているのです。が、これらはすぐには目に見えな

55　第2章　21世紀における感性と主観性の変容

い。このような目に見えないものを頼りにできる力、そして悩み続けられる力というものは、どのように人に与えられるのか、それに関して先生のお考えをお聞きしたい。すみません、長くなりました。

クラインマン 素晴らしいご質問です。ふたつのご質問にどのようにお答えすればよいのかは、むずかしいです。と言いますのも、実は明日、糖尿病を扱った講演があります。で（二六）、それとの重複を避けたいと考えているからです。ですので、少し慎重にお答えさせていただきたいと思います。

まず申し上げたいのは、まったく先生のおっしゃる通りだということです。すなわち、慢性疾患、たとえば糖尿病のような場合、医師としてまた患者として考えなければいけないことのひとつに、どのようにして耐えていくのか、ということがあると思います。患者は、セルフケアつまり自分で自分をケアすることが非常に鍵となる問題だと考えています。『ランセット』誌の１月号（一七）に論文を書きましたが、それは、どのようにして耐えるのかをテーマにしたものです。このテーマを扱うためには、患者のこころの深みにまで降りていって、患者が何を体験しているのか、患者のこころの深みから浮上してきて語らなければなりません。たとえば、糖尿病を10年、15年、20年もの間抱えており、そしてさまざまな合併症を抱えている患者の場合、われわれはどのようにすればよいのでしょうか。

米国では、そうした患者がクリニックを受診しても10分ほどで診察は終わってしまいます。コンピュータ化された電子カルテであれば画面を次々にスクロールしていって、医師はそれを読み進むだけで10分はかかります。紙カルテであれば、相当な厚さになっているはずです。あるいは、検査結果や症状の変化、眼底などの末梢血管、心臓等々に対する影響をチェックしていくだけでも10分はかかります。このように見ると、患者のケアにおいては、時間という概念の捉え方がどこか間違っていると思うわけです。糖尿病患者のケアに、慢性疾患の患者のケアに、10分で対応することなどできません。それ自体、やはり医療制度の問題だと

思います。政策立案者は、「いや別にそれを10分でやっているわけではない。もっとコストがかかることだ。10分間以上かければ……」と言うかも知れません。しかし、可能性として、「コストはかかるかも知れないけれども利益も大きくなるかも知れない」と言うかも知れません。そのことは先生も示唆されていることですし、わたしもそう思います。したがって、まず言えることは、現段階における特定の時間のパラメータは間違った設定がなされているのであって、それを変えなければならないということです。そのためには、まず不満を述べることです。そして、そのような鉄の檻すなわち10分間しか与えられないというような合理性の下では患者のケアを行えないということを抵抗として示していかなければならないわけです。

ところで、米国の場合には、時間の設定が間違っているだけではなく時間の使い方さえ間違っている、ということがあります。ある研究では、診察の10分間のなかで患者に与えられている時間は19秒しかないという結果が出されています。すなわち、医師が「何か問題はありますか」「どうされましたか」と尋ねたときに、たった19秒です。また、米国の患者には、何が一番問題なのかを医師に伝える時間が19秒しかないのです。患者は、少なくとも一気に最初には言わないということに注意せよ、という警告があるのです。すなわち、患者は三つ目くらいにようやく気になっていることを話すわけです。しかし、19秒ですと三つ目までもいかないんですね。ですから、患者をもっとも悩ませているのは何なのかを訊くところまでいかないというのが一番の問題なのです。患者の言うことに耳を傾ける時間が充分にないからです。ということは、臨床現場において医師には充分な時間が必要だということを主張しなければならない。これはやはり大きな闘いになると思います。しかし、やはりエビデンスは積み上がってくると思います。医療従事者と政策立案者との間の大きな闘いになると思いますが、時間をかけることが重要であるとのエビデンスは積み上がってくるとわたしは思っています。

次にふたつ目のご質問ですが、これはとっても重要だと思いました。やはり、慢性疾患に対しては、患者が主体性をもって病いに取り組むことの重要性を、患者も医師も意識することが大切です。そして、医師の役割は、患者がセルフケアできるように促し援助していくことです。ということは、医師は患者に、いろいろなことに関心をもたせるようにして取り組むことが重要です。患者も家族も自分自身の治療に関心を保持し続けなければならない。何を治療してもらうのか、またそのケアにおいては家族と患者が中心になる医療につながっていくような、そうした治療を受けることができなければならない。先生がおっしゃったことは、まったくその通りだと思いました。やはり、これから同僚の医療従事者の考え方も変えていかなければならないと感じたところです。

＊＊＊

精神科病院勤務医（江口重幸・東京武蔵野病院） 江口です。とても刺激的なご講演だったと思います。で、今日はいくつかの問題点が質問に出ました。先生は最近のご著書で、ケアをすることが、いわば本当に人間的になっていく、二度生まれの (twice born) の人間になっていく手段のようなものであるといった内容を述べられていると思います。だとしたら、人間は皆いずれは、それぞれに年老いて病気をもつことになって、動けなくなったりしていくわけです。いろいろ不慮の出来事等ネガティヴな要因が介入してくることがあるかも知れませんけれども、ケアをしたりケアをされたりすることのもつ本質的な重要性に気づいていくような仕組みになっているというか、そういうふうに出来ているんじゃないかとわたしには思えるのですが、その点はいかがお考えでしょうか。よろしくお願いします。

クラインマン 江口先生ありがとうございます。この質問に対しては先生の方がいいお答えが出るのではないでしょうか。日本のことについては先生の方がよくご存知だと思いますから。当然、良い面で言えば患

者さんはより批判的になり、そしていろいろな点でより厳しくなってきています。医師と患者との関係は、多くの社会、少なくとも米国においては階層的ではなく、より平等になりつつあります。つまり真の協力の可能性が医師と患者との間で生まれてきているということです。このためには慎ましく謙虚であるということが医師の側に必要です。医師がより謙虚になるように、人との関わりでの同じ謙虚さを身に付けるような訓練が必要です。つまりわれわれは、一緒に問題を解決しましょうという意味で同じ舟に乗っているのです。それは次のようなことを意味します。わたしはあなたにアドバイスを提供します。あなたの病気はわたしがアドバイスします。そしてわたしはあなたから手を引くことはしません。一緒に歩んでくれたらわたしがサポートします。あなたが必要な注意をわたしが払ってあげます。こういうことです。こうした関係というのは、あたかも教授と学生の関係のようです。つまりメンタリングの関係です。わたしがあなたの師となって病気の対応をしましょうということです。

このことは、すべての慢性疾患において可能性のあることだと思います。そういう意味では医師の訓練の仕方、制度を変えなければなりません。患者側がそういう要求をしているわけですから、これはプラス面でしょう。消費者である患者がそれを要求してきているのです。ですので、今度は医学、医療、心理学、そして医療制度が対応し、答えを出す番です。現在われわれに見えているのは、こうした反応・対応が官僚的であって、指摘された問題に論理的に対応していないということです。糖尿病専門医の場合もそうです。官僚的な対応しかできていません。必要なのは官僚的な対応ではなく、より対人関係をベースにした対応、社会の人間関係をベースにした対応でなければなりません。「社会性」「協調」「協働」といったことばが含意するものです。あるいは「寄り添う」ということばもよく使います。わたしは協働ということばを使いますけれども、これは新しいケアのモデルです。患者中心のケアということを先ほど例として挙げましたけれども、それ以外にも可能性はあると思います。

協働、協力のモデルとして、何が一番良い協力になるのかについてはいろいろなモデルがありますが、そこでは医療制度の対応ということが官僚的につながっています。そのつながっている先というのは、医療政策の合理性です。ケアということばが経済的な意味で捉えられ、ケアの構造が経済化されている。非常に単純化されてしまい、現在は不充分なものしかありません。必要なことは、こうした対応の仕方を変えることです。たとえば時間。これも大きな要素です。時間の尺度を変えることが必要ですし、またどのように時間を使うのかということも変えていかなければなりません。コミュニケーションも強調しなければなりません。双方向です。患者にベクトルを向け、患者からのベクトルに応える。この双方向です。米国では、どの医学部を見ても、医学教育において、複雑な生物医学的な問題を普通のことばで説明する授業はないと思います。

しかし、医学部ではこれがあるべきです。コミュニケーションのコースが必要です。非常に複雑な専門的な、生物医学的なことばを人びとが理解できる日常のことばでどのように伝えるのかという観点が必要です。あ る研究を行なったことがあります。遺伝医学者に頼まれて、生まれたばかりの子どもが重篤な遺伝子疾患を患っている場合、なかなか生活に立ち向かうことができない両親、そして同様に生まれたばかりの子どもが小児死亡率の非常に高い遺伝的疾患を患っている場合、その親に対しての研究でした。そのなかで、遺伝カウンセラーに将来の妊娠についてアドバイスを受けているカウンセリングにわたしは陪席しました。わたしは医師であり医学博士であって、医学に籍を置いていますけれども、遺伝カウンセリングというのは非常に技術的で、当然ながらその内容を完全に理解することはできたわけではありませんでした。ましてや若い母親・父親たちにとっては、当然ながらその内容を彼らはわかったと思いませんねました。「いまおっしゃったことはカウンセラーに尋ねましたか」。「もちろんわかっていますよ」とカウンセラーは言いました。「時間を充分にかけて説明しましたから」と言うのです。わたしは言いました。「そうは思わないな」。するとカウンセラーは「いやいや違いますよ」と。そこで、この人たちにもう一度戻っ

第Ⅰ部

60

てきてもらったのです。カウンセリングが終わってから45分が経っていました。その人たちに尋ねますと、カウンセラーに言われたことがわかっていた人は半分以下でした。そこでさらに後2時間の間隔を空けました。2時間後、どうなったでしょうか。カウンセラーの言ったことがわかっていた人は10％未満。わかっていた人は10％未満。これが遺伝疾患に関する正式なカウンセリングです。もう、根本的に何かが間違っているわけです。あまりにもむずかしいのです。患者への説明の仕方を訓練されていない。どのように話したらいいのかわからない。患者がわかることばで話す訓練も受けていない、質問の仕方もわかっていない。これは医療だけではありません。こうしたことを、われわれは何度も繰り返し訓練していかなければなりません。さまざまなサービスを提供する専門職において非常に重要なことです。

ではこれで終わりにしたいと思います。このような機会をいただきましてありがとうございました。皆さん、非常に長い時間、ご清聴くださいましてありがとうございました。この場に来ることができて非常に嬉しく思っております。ありがとうございました。

註

一 この章は、2014年3月16日に京都大学芝蘭会館稲盛ホールで行なわれた同名の講演を皆藤章が同時通訳録音をもとに日本語に起こし、布柴靖枝（文教大学教授）による翻訳チェックを受けて、本書のために日本語を推敲し編集したものである。その際、クラインマンが講演で用いた同名のパワーポイントスライドを参照した。

二 Henry James, *The Wings of the Dove*, Mandarin Books, 1902. ［青木次生訳、世界文学全集54『H・ジェイムス 鳩の翼』講談社、1974年］

三 註二に示した原著による著者紹介では次のようになっている。「ヘンリー・ジェイムスは1843年、ニューヨークにて、スコットランド人とアイルランド人の血を引いて生まれた。ニューヨーク、ロンドン、パリ、ジュネーブにてさまざまな教育を

四 William James は、ヘンリー・ジェイムズの兄。1842年英国生まれ。米国の心理学者、哲学者。機能主義的傾向の心理学、プラグマティズムの創始者。数年を海外に過ごし、パリでは一時画家を志した。ハーバード大学哲学教授、心理学教授を歴任。この間、1890年に出版された大著『心理学の諸原理』（*The Principles of Psychology*）全2巻は米国心理学の礎石となった。該当書は現在も入手可能である。また、該当書の短縮版として以下の日本語訳があり、これも現在も入手可能である。今田寛訳『心理学』（上・下）岩波文庫。

受けた後、1862年にハーバード法律学校に入学した。1865年から米国のジャーナルに評論や短編を定期的に寄稿した。1875年にヨーロッパに移住し、以来20年以上にわたりロンドンで暮らした。1898年、英国ラムハウス（ライ城）に移り、そこで後期の著作活動を行なった。1915年、ジェイムズは英国に帰化し、そして死の少し前、英国名誉勲章を授与されている。

五 W・H・R・リバーズの物語については、Kleinman A., *What Really Matters: Living a Moral Life Amidst Uncertainty and Danger*, Oxford University Press, 2006. [皆藤章監訳『八つの人生の物語——不確かで危険に満ちた時代を道徳的に生きるということ』誠信書房、2011、の第8章「W・H・R・リバーズ——ひとりの人類学者、精神科医の道徳的・人間的体験の物語」に語られている。

六 そのスライドは、「21世紀における感性と主観性の変化」と題するもので、七つの観点が掲げられている。すなわち、「社会的変化 Societal Changes」「社会的苦痛 Social Suffering」「暴力 Violences」「経済的不安定 Economic Uncertainty」「身体的危険 Physical Dangers」「ウェーバーの技術的合理化 Weberian Technical Rationalization」「医学化／精神医学化／技術化 Medicalization/Psychiatrization/Technology」である。

七 およそ10メートルほどの距離。

八 本書第Ⅲ部第1章では、この概念を鍵にしてケアについて語られている。

九 moral experience. クラインマンの思想を理解する鍵概念のひとつだが、moral は日本語が意味する「道徳」と同義ではないため、訳語が統一されていない。ここでは『八つの人生の物語』の訳語を用いたが、たとえば『病いの語り』では「精神的体験」として「精神的」に「モーラル」とルビがふられている。

一〇 この図は、『八つの人生の物語 *What Really Matters*』にも用いられている（訳書258頁）。

一一 原題は "*What Really Matters: Living a Moral Life Amidst Uncertainty and Danger.*"

一二 *Hyping of Cultural Competence* と題するパワーポイントスライド。

一三 クラインマンは「ケア」ということばに実存的な意味を付与して用いている。詳細は本書第Ⅱ部第1章および第Ⅲ部第1章に語られているが、クラインマンにとって「ケア」と「ケアすること caregiving」はほぼ同意である。本書では「ケアギビング」という訳語は用いずに、すべて「ケア」あるいは「ケアすること」などと訳出した。クラインマンはケアをすることを、人間

性や他者との関係性を明らかにする実存的な行為であると述べている。また、「最良の臨床家は、人として患者とそこに『在る』ことのできる人です。患者と共に在り、特別な存在であることを患者に感じてもらうことができる人です。最良の臨床家は、患者に、良くなってもらいたいと願いながらそこにともに在るということができる人です。このように見ると、クラインマンにとって「ケア」は、日常的に用いられる意味よりもはるかに深い、ヒューマニズムやセンチメンタリズムの次元における行為をも射程に入れていると考えることができる。またここに、現代の心理療法が抱える危機的状況に向き合うたたましい契機を見ることができる。

一四 cost benefit analysis. あるプロジェクトにかかる費用とそこから得られる便益を比較して、そのプロジェクトを評価する手法。

一五 該当書113頁でその症例が語られている。

一六 2014年5月22日に大阪で開催された第57回日本糖尿病学会学術集会〔花房俊昭会長（大阪医科大学教授）〕における「糖尿病患者のこころを支える——「糖尿病医療学」の時代」と題するシンポジウムでの講演のためのビデオ収録が、この講演の翌日に京都大学大学院教育学研究科第一会議室で予定されていた。なお、ここでの質問者の石井均はシンポジウムの企画者でもあった。

一七 Kleinman, A. The art of medicine. How we endure. *Lancet*, vol.383, Jan 11, 2014. (www.thelancet.com) この論文の日本語訳は本書第Ⅱ部第4章所収。

第3章 悲劇そしてケアをすること――アート（テクネー）としての医の失敗[1]

アーサー・クラインマン

1966年、ロンドンのとある大学附属病院に医学生を訪れた折に、わたしは非常に痛ましい身体の異変を体験してから日も浅い若い夫婦にインタビューをした。ふたりは20歳代の前半に結婚し初夜に初めて性的関係をもったのだが、その際に夫に動静脈奇形の破裂が起こり、片側不全麻痺になってしまったのである。予想だにしないことに衝撃を受けて罪の意識に苛まれていたふたりは、その苦悩をわたしと分かち合ったとき、互いに手を握りしめて静かに泣いていた。わたしに与えられた仕事は、血管の破裂が起きた箇所に正しい神経学的検査を施し診断することであった。ここでわたしは思い出すのだが、駆出しの診断医としてのわたしの能力を確かめたのである。そのとき教授は、哀しみに暮れるふたりを襲った個人的な悲劇や、ふたりの両親たちが受けた衝撃には一度たりとも言及しなかった。業を煮やしたわたしは、勇気を出して自分の考えを教授に伝えた。わたしの考えは、これからふたりがどのように人生を歩んでいくのか、そのために真にかけがえのないことは何なのか、そうしたことに取り組まないのは誤りだというものである。ふたりにケアと未来への希望を提供するのがわれわれ医学に携わる者の責任であることは疑いないのである。教授は、驚いた表情を見せ、それから励ますようにわたしに笑いかけてこう言った。「たしかに君が主張するように、この症例には神経学的所見以上に考慮しなければならない大切なことがある」。それから教授は、

64

患者である夫とその妻を連れて自分が統括し教育回診を行なう講義室に戻っていった。そこでふたりに、リハビリや家族カウンセリング、ソーシャルワークによる支援といった共感し合える提案を含めながら、わたしならそうすると思っていた通りの配慮の行き届いたインタビューを行なったのだった。

長い間わたしは、この体験を、現代医学におけるケアにとってのパラドックスのひとつの象徴と考えてきた。現代の医学において、科学／テクノロジーとアート（テクネー）とのバランスは前者に偏っている。後者のアート（テクネー）は消え入りそうな影、すなわち医師という仕事にとっては何世紀にもわたって決定的に重要であったことの残滓であり、それはいまにも消滅してしまいそうな状況にある。アート（テクネー）は、先ほどの優れた神経学者がわたしに見せてくれたように、われわれがそれを行なう時間や必要性のあるときにはふたたび主張されるかも知れない。だが、通常は見過ごされ取り上げられない。わたしはいま、有名な東南アジアのとある病院を訪れたその足でこのエッセイを書いているのだが、その病院では外来通院の患者の受診時間は１〜３分程度しかない。二、三の質問をしたり、急いで身体の検査をしたり、処方箋を書いたりする時間もほとんどない現状なのである。わたしが話をしたある研修医は次のようなメッセージを伝えてくれた。「トレーニングやサービスを提供する構造自体がアート（テクネー）の道を閉ざしている。それどころか不可能にしている」。

わたしは、妻が神経変性障害であったために、妻にとってもっとも重要なケアをする存在となったのだが、そのわたしの体験から言えることは、ケアをすることに関して一般の人びとが認識していることや医学教育者が推奨することは、医療の実態とははるかにかけ離れているということである。ケアをすることは熟練された看護であり有能なソーシャルワークであり、理学療法士や作業療法士によるリハビリテーションの努力であり、そして家庭でのヘルスケアを目指す骨の折れる肉体労働なのである。しかしながら、こうした援助職すべての努力にもかかわらず、ケアをすることのほとんどは、家族や親密な友人たち、そして病いに苦しむ

第３章　悲劇そしてケアをすること

当人自身によってなされているのである。われわれは、家族や親しい友人たちとともに、日々の暮らしや経済的支援、法的あるいは宗教的な助言、情動的なサポート、人生の意味への気づき、そしてさらには道徳的・人間的連帯といった実践的な援助を求めて惜しみない努力を払う。けれども、驚くべきことだが、われわれは、ケアをすることが何百万人もの苦しみを抱える人びとの生活の質を規定してしまうということしか知らないのである。

20世紀の偉大な内科医ウォルシュ・マクダーモットは、おそらく冗談だろうが、かつて次のように述べたことがある。「医のアート（テクネー）は診断と治療という科学技術的スキルとは分裂しているように思う。だから、医師は自分の得意分野に集中するとよい。そうすれば実存に関わる実践から回避できる。そのような実践は聖職者とその信徒に任せればよい」。それは論理的な選択である。しかし、当然ながらその選択を支持する医学教育者はほとんどいない。アート（テクネー）と科学を完璧に切り離すことなどできないのである。科学と同様にアート（テクネー）も患者の病いの歴史に関わっている。すなわち、治療というのは薬理学的な合理性だけではなく患者個人の問題にまで踏み込んだケアでもあるのだということである。また、予後は基礎的な病態生理学や薬理学の理解と同様に、社会科学的データと社会的文脈から見た患者の生活を人文科学的に解釈することと大いに関係している。技術的な意思決定においてはエビデンスが大切であるように、ケアをすることにとっては医師の世界体験が重要なのである。たとえ医療の専門性がケアをすることの根幹になくとも、医学はケアをすることという当惑させられるようなアート（テクネー）から逃れることはできない。健康に関わる専門家が本来的に為すべきことについて実際に議論されているのは、ケアをすることの具体性について、日々のケアの実践のなかで体験することについて、そして医師や他の人びとによるケアの実践を抑制する障壁により批判的に目を向けるべきであるということについてである。だがしかし、ケアをするために必要となる知識やスキル、それらは医師たちがケアの実践を行なう際の障壁を映し出すもの

第Ⅰ部　66

のなのだが、それらはいったいどこからもたらされるのだろうか。看護やソーシャルワークには、ケアをすることに役立つ重要なことがらがある。人文科学や解釈学的社会学もまた、医師にとってそしておそらくは他のケアをする人びとにとっても重要な意味をもっている。

ケアをすることは、経済学者によると「負担」として、心理学者によると「対処」として、公共医療の研究者に言わせると「社会資源」や「ヘルスケアにかかるコスト」の観点から、医師によると「臨床のスキル」として、それぞれ位置づけられている。これらの観点はケアをすることの全体像をそれぞれの立場から表象している。一方、医療に関連する人文科学や解釈学的社会科学にとってみれば、ケアをすることは道徳的・人間的体験の根本的な要素と言える。こういう表現でわたしが意図しようとするのは、ケアをすることは人間を人間たらしめているのは何かという実存的な特質として描かれるのだということである。われわれがケアをすることは、道徳的・人間的体験を築き上げる日常生活における一連の価値と情動の一部となるのである。また、集合的な価値観や社会的情況は個人のそれと同程度に影響力をもっている。これらローカルな道徳的・人間的世界、すなわち家族やネットワーク、公共施設やコミュニティなどにおいては、ケアをすることは真に重要なことのひとつなのである。しかし、通常それは唯一の共通認識にはなっていない。ケアのあるべき姿についてのもっとも重要な論争は、ケアの組織化、提供、受容、評価の在り方に関わるものである。ケアを行なうことと受けることのプロセスについてのいくつかの解釈的な視座によって、医療に携わるヒューマニストは道徳的・人間的な生活のローカルなパターンを描き出す。そのローカルなパターンは、ケアをする上での障壁に対する批判や、そのような障壁をもたらすローカルな力への抵抗、そしておそらくは悲劇を生き抜くために倫理的に実現可能性のある方法を求めて、ローカルな価値観を超えようとする努力をもっとも顕著に惹起させるのである。

ケアを成し遂げるための想像力や責任感、感受性、洞察力、コミュニケーション能力を含めた個人的かつ

第3章 悲劇そしてケアをすること 67

文化的資源を描き出すことに関しては、医師も一般人と変わらない。そして、倫理的で美的な、そして宗教的な活動を実践している。こうした活動に生得的に備わっている人間的資源を専門化すること、そして医師自身が道徳的・人間的生活を送る上でこうした活動を日常的に行なう努力をすること、この両者に医師のアート（テクネー）が関わっている。ケアをすることの実践に備えて、医学生や若い医師は明らかに科学的で技術的なトレーニング以上のものを求める。けれども、現実には医師になるための専門教育は、ケアをする存在としての医師になるためではなく、技術の専門家としての医師になるためだと見なされている。したがって、医学のトレーニングのなかに人間性を組み込むことによって、ケアをすることに本質的に必要な想像力やコミットメントといった人間的体験を豊かに深化させ、医師のアート（テクネー）を失敗に導くような官僚化された価値観や情動的反応に抵抗する方法を身に付けることが期待できる。

アート（テクネー）としての医をトレーニングする別の方法もある。医学部では学生にナラティヴやその解釈を教えているが、それは患者の人生や関心事に対して学生が感性を豊かにするためである。歴史的で文化的な分析は医師の体験視野を拡げる。患うことやケアをすることがさまざまなローカルな道徳的・人間的世界観のなかでどのような特徴をもって位置づけられているのかという点での洞察を提供してくれる。たとえば、芸術史家は医師の在りように疑問を呈して民族音楽学者や音楽家が音や沈黙を解釈するための新たな方法を医師に教授する。また、医師が自身の感情により一層気づくようになったり、患者と臨床に深い次元で出会ったりするようになる。つまり、倫理学者は患うことの道徳的・人間的な複雑さを詳らかにして、それを含み込んだ医師の倫理的実践を強く促している。宗教に関わる人びとが医師に影響を与えているのは、究極的な人生の意味についての患者の疑問から目を背けるのではなく、患者の語りをこころから聴き、患者がその疑問を探究する在りように敬意を払うところにある。わたしは、最適な方略や訓練はたったひとつだとは思っていないが、医師がそれを身に付けることを必要とするのは患

者をひとりの患う人間として理解し認めるというアート（テクネー）なのだと信じている。それは、患者が災厄を引き受けていくための代りとなる文脈や実践を想像することであり、たとえ患者やその周囲の親密な人びとに現実に起こっていることがまったき絶望の状況であったとしても、患者と語り合い支えていくことなのである。こうしたことが可能になるための医学的トレーニング・プログラムは、改革されてきたとは言え、さらに次のことを組み合わせる必要があるだろう。

基本的知識、それは人文科学者や社会科学者からの解釈理論や方法を意味するのだが、そうした基本的知識をもって、家庭や実際に学生たちが患者の家族と同様なことを行なう施設において、健康が悲劇的な状態になった患者のケアをするという実践的体験を組み合わせる必要性である。また、人文科学や社会科学が医学と共同することによって、現実世界の諸問題に対する解釈学的学問に光が当たる契機ともなる。医療に関わる人文諸科学は、大学内のさまざまな領域にまたがる生物文化的架橋であると想定されている。それは破綻しやすいものである。けれども、知的創造の世界と道徳的・人間的体験の実践世界とをつなぐことが期待できる。われわれがいま必要としているのは、ケアをすることの質の向上にとって、医療に関わる人文科学のさまざまなプログラムがいかに役に立つかを、特別な教育改革を通して結論づけることである。

そのようなプログラムは、これまでは適用されてこなかった厳格な教育評価を受けるべきである。評価は医学部や病院、現行の医学教育におけるプログラムをスケールアップし拡充するための基盤となるだろう。有効なプログラムを実施するためには、医療の構造という障壁および文化的な障壁、この両者に同時に注意が払われなければならない。それら障壁は、医師にとっては、専門性と個人的な生活の中核にあるケアをするという体験を促進させること、すなわち実践的枠組のなかでケアをすることを妨げているのである。

このことは、医師が癒やしのアート（テクネー）の失敗を引き起こすあらゆる障壁を理解しそしてそれに対応していくために、批判的な自己反省のできる解釈のスキルを学生や医療者が身に付けていくことをも意味

69　第3章　悲劇そしてケアをすること

するであろう。

註
一 『ランセット』誌「展望」の〈医のアート (The art of medicine)〉に掲載された次の論文の全訳である (www.thelancet.com vol.371, Jan 5, 22-23, 2008)。Catastrophe and caregiving: the failure of medicine as an art. なお、ここでの「アート」ということばは、哲学者の中村雄二郎が述べるように、たんなる医療技術ではなくそこにきわめて人間的な関係を含んだ技術であるテクネーのことである。

第Ⅱ部

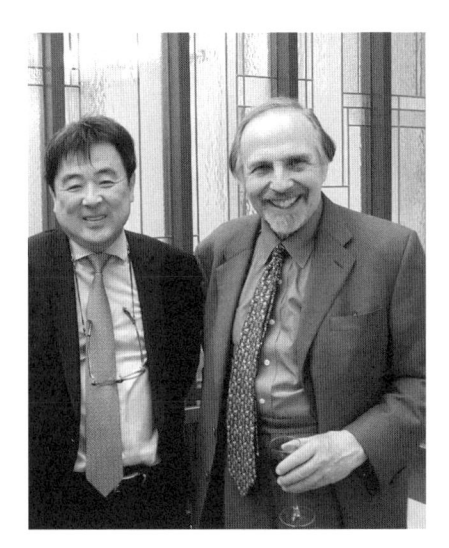

［写真：アーサー・クラインマンと皆藤章　京都にて］

第1章 ケアをすること――より人間らしくなるための旅 (一)

> せめていまより愛することのできる人になりたい
> いまより深く愛したい
> ――W・H・オーデン『いまより深く愛する』より

アーサー・クラインマン

背中越しに彼女の手を握りリビングを横切る。ペルシャ絨毯の上の椅子、ソファ、テーブル。それらの間をふたりが通れるように彼女を導く。リビングから廊下を通りキッチンへと向かう。キッチンにあるオーク材でできた楕円形のテーブル。その周囲の四脚の椅子のひとつが彼女の場所だ。彼女がその椅子に身を預けられるように細やかにこころ配りをする。その彼女とは反対の窓の方に押し込んでやろうとする。彼女を座らせ、ようやくのことで椅子をテーブルに押し入れた。窓という窓から差し込んでくる日差し。その輝きと温もりが凍えるような冬の日には彼女を笑顔にさせる。こちらを向いたジョン・クラインマンはその緑がかった茶色の不揃いな瞳でわたしを探す。わかった、とでも言うように彼女は眉を上げやその後ろに漂う。わたしは優しくその顔を自分に向ける。瞳はまだ際立って美しい。輝いた表情を見せる彼女。にっこり幸せそうな柔らかな温もりが表情に現れる。彼女は囁く。「わたしはパロ・アルト、カリフォルニアの女の子よ。この暖かさが好きなのよ」。長い髪をなびかせる。ふいに幸せそうな柔らかな温もりが表情に現れる。「素晴らしいわ!」。彼女は囁く。

72

右手にフォークを握らせ、その手を深いボールのなかのポーチドエッグへと導く。そのためにトーストに黄身を塗れるように。そのためにトーストは前もってカットしておいた。彼女は自分の目の前にあるティーカップがわからない。手を取りカップの持ち手の傍まで誘う。中国製のティーカップのなかには真っ赤に燃え上がり輝くダージリンティー。「素晴らしいわ！」。彼女はふたたび囁く。

そして、わたしは彼女の服を見立てる。ジョーンは足をいじくり、しかめっ面をする。「爪が長すぎるわ。それで、靴はどこにあるの？ 探さなくっちゃ」。彼女はラックにある18足の靴の前に立つ。だが、その虚ろな脳ではそれが靴だとわからない。嫌な予感がした。「動揺しちゃだめだ」と声をかける。「ジプレキサいるかい？」。

「嫌よ！ 薬なんていらないわ。どうして必要なのよ、健康なのに」。

「ジョーン、いいかい。君はアルツハイマー病なんだよ。健康じゃないんだ。脳の病気なんだ。深刻なんだ」。

やり場のない気持ちが声音に出ないように、精一杯気をつけてことばを返す。

「どうして神様はこんな仕打ちをしたの？ ずっといい子にしてきたのに。何かしでかしたとでも言うの？ 死んだ方がいいの？ 苦しみのなかで、助けを求めて叫んでいるのがわかる。前もそうだったが、そのことばは実は合図だ。議論しようとしたり、何かプランを立てようとしているわけじゃない。正反対の意味だ。急に口調を変えるからそれがわかる。「もしわたしを愛しているならできるはずよ！ 愛し合って生きることが」。

「できるとも」。耐えがたい想いを呑み込んでわたしは何度も応える。だが、繰り返す度に声も少しずつ弱々しくなってくる。そうして、次の朝が始まる。ふたりは43年間ものときを、ともに情熱をもって協働し、ふたたび新たに、ケアをし、ケアを受ける一日が始まるのだ。67歳の男性と69歳の女性との間に、美的に、性愛的に、感情的に、そして道徳的に深く強烈な関係に没頭し生きてきた。これほどまでに長いと

73　第1章　ケアをすること

きをともにすることができたのは、成人したふたりの子どもとその配偶者、95歳になるわたしの母、兄、そして4人の孫たちのおかげだ。ときどきその手を握って、背中を優しく押して彼女を家族の輪へと戻してくれるのだった。

5年間にわたって、われわれはジョーンの脳神経回路組織を破壊してきた進行性の神経変性疾患とともに生きてきた。

破壊は脳のもっとも後方の後頭葉から始まった。その病理は容赦がなかった。それは脳の両側面にある頭頂葉および側頭葉へと達し、最終的には神経の叢と神経回路を通って、額の後部にある前頭葉にまで達したのである。神経の叢と神経回路の結節というのは、記憶とその保持、注意集中、通常感覚での情動均衡の保持、判断に与っていて、読み書き、会話、冗談の理解、対人認知、時空間での見当識を可能にする。

こうして破壊された脳の構造や積み重なる機能不全の証跡は、物理的な単位で言えばほんの僅かでしかない。しかし、その音もなく進む容赦のない破壊によってまったく新しい生活状況や他者との在りようが創り出されることになる。ジョーンは非定型のアルツハイマー病を患っている。冒頭に述べたように、彼女には機能的な視覚がないと言えるだろう。1982年から暮らし続けているわれわれの家のなかですらも、しばしば対象を誤認する。まるでテーブルやフロアライトが別の何者かであるように、きちんと動けない。まるでテーブルやドアを通り抜けて移動するのだが、傍らに誰もいなくなり孤独になると足を強くぶつけてひどい打撲傷を負ってしまう。あるときは、息子の家で、開けたドアから続く階段が見えずに転げ落ちて骨盤を骨折してしまった。この疾患の初期の頃には、道に駆け出して通りかかった送迎トラックに右足を轢かれたこともあった。

ジョーンは自分の力で寝室から出ることができない。しかし、わたしやわれわれが信頼している在宅医療ヘルパーが安全に手助けしてくれれば充分に歩くことができる。中国古典の翻訳と解釈を専らとする中国研

究者なのに、彼女はもう読むことすらできない。妻として母親としての家族に対する献身的な関わりは、家族にとっては精神的な支柱だった。しかしいまや家族の一員であろうと一生懸命である。ときどき彼女は無表情になり、われわれ家族から孤立しているように見える。かつては、何をおいても夫や子どもたちのケアをする存在だったのだが、いまやケアを受ける側になっている。もう彼女は5年前の姿にすらなれないだろう。しかし、そうは言っても主体性がさほど失われたわけではない。人格的にはいまでも充分彼女であり、そのことばを加えれば、こうした変化は、40年間のわれわれと彼女との関わりすべてに影響を与えているのである。われわれのアイデンティティや在りようすべてに影響しているのである。わたしにとっていまだに受け入れられないのは、われわれ夫婦が40年かけて築いてきた感性や物語をもはや共有できないことであり、そういう存在として妻と関わらないければならないということなのである。だが、そのわたしの思いにも増して、妻の方はより一層そうしたことができなくなっている。妻はおおむね幸せに過ごしている。だがわたしは、ケアをするわたしはと言えば、悲哀と絶望に明け暮れているのだ。

いかにして彼女の状態に最善の対処ができるのか。これは、われわれ家族一人ひとりにとって彼女のことがきわめて重大な関心事であることを意味する。われわれは喪失したものに悲嘆し、来るべき周知のものに恐怖する。これまでもわれわれ一人ひとりは、喪失や怒り、挫折の想いを体験してきた。ある種の特別な苦痛に苛まれてきたのである。だがしかし、われわれはある感性をも共有してきたのだ。それは、より深い責任感、ともに生き抜いてきたすべての人びとへの感謝、愛情や結束感、そしてコントロールを超えたものに抗うといった体験である。それらは個々に、あるいは多くの人びととともに体験された。あるいはまた、より広い範囲に及ぶ体験だったりもした。しかしわたしは、このように述べて自己満足的な要約に抗うとしているのではない。最終的な要約はまだ存在していないし、こうした日々を実際に過ごしている何百万の人びとが知っているように、この体験を分類する適切なジャンルは自己満足ではなく、悲劇なのである。

第1章　ケアをすること

いまここに述べているのは、わたしのように、主に高齢者の機能の衰えや深刻な障害、病い、脳卒中や認知症のように愛する人が健康から破局という破滅的な結末に苦しんでいる、その愛する人のケアをしている人びとの体験についてである。そうした危機に直面して家族や親しい友人たちは、責任をもって実生活における普段の営みのすべてを補助しなければならないと思うようになる。その営みとは、着衣、食事、入浴、排泄、歩行、会話、そしてヘルスケア・システムに関わることがらである。ケアをする人は、脆弱で依存的な人を保護するのである。認知的、行動的そして情動的なサポートをしようとするときに、みずからの体験を歪めて技法的なことばを使ったりすると、ケアをすることは大変骨の折れる、情動的に消耗する結果を招くことになる。ケアをする人自身が実際に情動的なサポートを受けてみれば、効果的なケアを行なうためには何が必要なのかがわかる。

　それは、実際にケアをする体験に密着したことばを使うことにつながる。そうすると、ケアをすることは典型的な道徳的・人間的実践となる。ケアは共感豊かな想像的実践となり、責任を果たす営みとなり、証人であろうとすることになり、そして途方もない窮地を生きる人びとと結束しようとする実践になるのである。このような道徳的・人間的実践を通して、ケアをする人、そしてときにはケアを受ける人さえもがより現実に根を張る存在となり、そうしてまったき人間になるのである。われわれはまったき人間として生まれてくるのではなく、それぞれが自分自身や他者との関係のなかで、ケアをする人になる。そうなるのであり、そのことを為さねばならない。ケアをすることによってわれわれがコントロールできることは限られているという脅威の古代中国の思想が正当であるならば、われわれは物事がしばしば悲惨な道筋を辿る脅威の世界、そしてわれわれがコントロールできることは限られているという脅威のひとつの実践である。ケアをすることはそうした関係に生きるひとつの実践である。ケアをすることによってわれわれがみずからの限界や失敗を体験したとしても、それはわれわれをより人間たらしめ、些細なそしてあらゆる体験においてわれわれは真に何者なのかをケアをすることは、絶対ではないにしても、些細なそしてあらゆる体験においてわれわれは真に何者なのか

を際立たせるひとつの実践であり、われわれの人間性を確固たるものにするのである。そして、わたしがそうであると信じるように、仮にこの中国の思想が正しいのであれば、われわれが人間性を築き上げることで世界をより人間らしくしようとするとき、少なくともわれわれ自身の倫理観の啓培は他者のそれを育むことになる。そして、そうした関係を通して、われわれの世界体験の意味や美しさ、そして善きことを深める可能性がそこに包含されるのである。

わたしは世間知らずな道徳主義者などではない。そうではなくて、わたしは有り余る要求、計り知れない緊張、そして明らかなケアの失敗をあまりに体験しすぎたために、センチメンタルになりユートピア的な理想主義に陥っていたのだ。それはまた、ケアをすることに疑問符をいくつも付すのだ。ケアをすることは容易ではない。時間やエネルギー、財源を費やし、体力や決断力を奪い去る。それはまた、ケアをすることで効果があるとか希望がもてるといったごく素朴な思いに大きな疑問符をいくつも付すのだ。ケアをすることは苦痛や絶望を募らせ、自己を引き裂く。家族にも葛藤をもたらし、ケアのできない者やしない者とケアをする者との間に溝を作ってしまう。ケアはきわめて困難な実践なのである。専門である医学や看護の諸モデルが提案するよりもはるかに複雑かつ不確かであり、専門領域に限定されない実践なのである。というのも、わたしにとっては、ケアをすることの道徳的・人間的中核は決して精神科医であり医療人類学者である自身の専門家としての仕事から得られたものでもないし、主として研究論文や自分の研究から得られたものでもないからである。わたしにとってのケアをすることの道徳的・人間的な中核は、何よりもまずジョーン・クラインマンのケアをする第一の存在として始まった、自分自身の新たな暮らしから得られたのである。

実際にケアをすることでケアをする存在がいかなるものかをわたしは学んだ。ケアをしなければならない、為すべきケアがわたしにはあったのである。そこでわたしは思うのだが、このことは、高齢者や障害者あるいは慢性の病いや終末期の病いを生きる人たちのケアをするほとんどの人びとにとっても、ケアする存在が

いかなるものかを学ぶことになるのではないか。もちろんこうしたケアをする体験は、両親とくに母親が子どもの世話をする在りようを身に付けることでもある。わたしがここで意図していることは、こころを揺さぶられ呼応し行動するという情動体験の在りようを、われわれはいかにして身に付けるのかというウィリアム・ジェイムズの主張とそれほど違ってはいない。われわれの筋肉は、随意にも不随意にも活動する。そして、そうした動きの後に感情が生まれ、それに呼応してケアの実践が生まれる。ケアを実践しているわれわれは、それゆえにケアする存在と言えるのである。わたしが妻をケアするなかで述べてきたのは、そのようにして体験された細かな具体的なことがらのすべてである。ときを経てそのすべてをまとめ、振り返って考えてみると、それらがわたしのケアを築き上げ、わたしをケアする存在たらしめたのである。このように見ると、ケアをすることのほとんどは、そうした具体的なものごととともに在ると言える。すなわち、行為や感情であったり、わずかな体験の変調や交響曲のように複雑な体験であったり、至らなさやそのときどきを懸命に生きることであったり、そしてまたケアをする存在がいるにもかかわらず不充分に終わるやも知れない人生の長い旅路を生きることであったり、そうしたこととともに在るのである。

註

一 『ランセット』誌「展望」の〈医のアート（The art of medicine）〉に掲載された次のエッセイの全訳である（www.thelancet.com）。Caregiving: the Odyssey of Becoming More Human. *Lancet*, vol. 373, Jan. 24, 292-293, 2009

第2章 不治の病いを生きる人へのケア(1) ——ある事例を巡って

アーサー・クラインマン／皆藤 章

〈事例検討会〉
司会　皆藤　章
コメンテイター　アーサー・クラインマン
通訳　布柴靖枝（文教大学）
西浦太郎（関西国際大学）

皆藤　クラインマン先生が事例検討会という場でコメントされるというのはきわめて異例のことではないかと思います。また、かなり無理を言ってお願いした経緯もありますので、この非常に貴重な機会を大切にしていきたいと思います。

発表者　本日発表する事例は、わたしがとある病院で出会ったクライエントとの心理療法の経過です。この事例は、いままで心理療法をやってきたなかで、自分のやり方がまったく通用しなかったものです。当初診断は統合失調症でしたが、心理療法の過程で遺伝性身体疾患（脊髄小脳変性症）(2)のあることがわかりました。心理療法のなかでわたしは、原則的に傾聴することをこころがけました。クライエントは統合失調症と身体的な遺伝病を抱えていました。

その後、事例の概要が発表者によって説明され、その内容についての質疑応答が行なわれた。ここでは守秘義務のため、発表者の応答を省略した部分がある。その部分はクラインマンの質問に続けて[発表者の応答]と記載した。

クラインマン 統合失調症と診断されたのはいつでしたか。[発表者の応答]

クラインマン クライエントの母親の精神的状態はどうだったのですか。[発表者の応答]

クラインマン 統合失調症と診断された根拠となった症状は何ですか。妄想、幻覚や現実見当識はどうでしたか。内容からすると、パラノイア的でマニックな(躁病的)ところがあるのは明らかですが。[発表者の応答]

クラインマン わたしは神経学的疾患の専門家ではありませんが、この遺伝病を抱える人はパラノイアを含む人格的な障害が随伴するといわれています。この病気ではどのような精神症状が起こるのでしょうか。[発表者の応答]

クラインマン わたしもこのような遺伝による病いを抱えた患者に会ったことがあります。「マシャド・ジョセフ病」(三)と呼ばれる家族の遺伝的な病気でした。この症例の場合、認知症のような記憶障害などはありませんでしたか。バランスが取れないといった歩行障害はありませんでしたか。発作などの他の症状はありませんでしたか。

発表者 呂律が回らないとか表情に変化がない等の症状もありました。心理療法を始めてからひきつけなどの症状が出てきました。服薬は抗精神病薬だけでした。

皆藤 発表者は、この人が特別な地域に生まれ育ったことをどのように考えてこの人に会おうと思いましたか?

第Ⅱ部　　80

発表者 最初はこの人がそのような地域に育ったことは知りませんでした。後から知りました。なぜならば、この人はわたしだけにしか語らなかったからです。語った後からは、地域の特異性がこの人に関係していることがわかりました。わたしの理解以上の苦しさを抱えている人だということに気づきました。

クラインマン スティグマの問題に気づいたのですね。母親自身も社会のなかでスティグマを押され社会的な死を体験しています。このクライエントも同様のスティグマの烙印を押されていますね。スティグマは社会的な死を意味します。社会のなかで生きられない体験です。

発表者 それで思い出したのですが、この人が都会に出てきたときに、田舎では居場所がなかったけれども、都会では表面的な人間関係で生きることができると思ったと語っていました。

その後、心理療法の経過が最後まで報告された。

クラインマン とても素晴らしいプレゼンテーションでした。治療者は実に人間的な心理療法をされたと思います。わたしはこのクライエントに会ったわけではありませんが、話を聴く限り、この患者が統合失調症であるとは思えません。ある程度の認知障害と神経学的な問題の複合型だと思います。マシャド・ジョセフ病を抱えて生きる患者の体験がどういうものなのかを理解することが大切になってきます。そのためにとても役立つ書物を紹介しましょう。それはわたしの元同僚のジョアオ・ビィールが著したもので『ヴィータ』(四)という書名です。カリフォルニア大学出版から発行されています。このなかに、著者がブラジルで出会った同じ病いを生きる人について書かれた部分があります。その人はカタリーナというブラジル人女性で、マシャド・ジョセフ病を生きていました。というのも、この病気は世代を超えて伝わる遺伝病だからで

第2章 不治の病いを生きる人へのケア

す。家系からくるスティグマを押されることを恐れ、彼女は姨捨山のような場所に捨てられました。厄介者を棄てる場所です。「社会的遺棄地区」と呼ばれていました。そして、ひとりでそこに住まわされたのです。ブラジル政府は次第にそこに予算をかけるようになりました。悲劇の歴史です。スティグマはこういった精神病に随伴するのです。こういったときの患者を救うための心理療法の役割は、認知行動療法とか深い精神分析ではなく、ケアを中心とした支持的（サポーティヴな）心理療法です。あなた（発表者）はそこをよく理解して関わったと思います。資料には、治療者である発表者が「ことばを失った」と書かれていますが、患者の深い苦しみをよく理解しているからこそ出てきたことばだと思います。わたしはそこがとても気に入りました。それこそが共感的理解に他ならないと思います。

また、この患者の人生の体験がいかに大変だったかを認めることはとても大事です。治療の目的は、患者の人間性をサポートするための人間的文脈を作ることであり、そのことが大切なのだと思います。というのは、現代社会は人間性に挑戦しようとしているからです。お母さんも同じ病気でしたから家族からさえもサポートは得られなかったでしょう。この患者は治療者以外に友人をもてなかったと思います。ですからそれをわたしは悲劇と言うのです。治療者は人間的なものをクライエントにもたらしたと思います。心理療法の目標は患者とともに在るということなのです。

わたしが著した『病いの語り』に登場する人たちのなかに、マサチューセッツ総合病院で出会った人がいるのですが、彼は脳挫傷を負ったことによって脊椎損傷を被り、その障害のために動作が遅くなり、失職しました。妻と子どもは彼のもとを去りました。あるとき、わたしは彼との面接に遅れてしまったことがあったのです。そのとき彼は、わたしに見捨てられたと思ったそうです。なぜなら彼は他に友人がいなかったか

第Ⅱ部　　82

らです。一週間のなかで話をする相手はわたしだけで、わたしは彼にとって唯一の友人だったのです。この事例も似たような状況だと思います。こういう患者の治療をするときには注意しなければならないことがあります。それは、患者の機能がどんどん低下していきますから、こちらが良いことをしてあげようとか、良いことが起こるなどとは思わないことです。わたしたちにできることは限られています。ですから、何とかしてあげたいなどと思わないことです。気分が落ち込んでくると抗うつ剤が投与されますが、それは症状をさらに悪化させるだけです。では、こういった事例に対してできることは何かと言いますと、それはケアを中心とした支持的な心理療法と、それに加えてリハビリテーション・サービスの提供です。作業療法、理学療法、ソーシャルワーカーとの連携です。作業療法士は患者にとってとても役に立つ存在かも知れません。理学療法は歩行に障害のあるこのような患者にとって有効に働くでしょう。また、ソーシャルワーカーの役割もとても重要です。患者の自宅を訪問して家を清潔にしたり日常の生活を支えたりしてくれます。こういうことができると思います。

こういう事例に出会うと治療者はしばしば充分なことができていないのではないかと思わされます。けれども、非常に重要なことは、「その場にいる〈在る〉」ということなのです。そして、患者が物語を紡ぐことを支援することです。パラノイア的な考え方から離れ、現実見当識を高めるような物語を紡いでいくことのできる支援が求められます。このように、患者の個人的な問題に関わることで患者自身がみずからの物語を紡いでいくことを支援する。そのことが大切なのです。

そして、患者がみずからのスティグマに向かい合うことが重要になります。わたしたちが知るべきことは、スティグマはただ単に社会から産み出されたものだけではなく、医療システムからも、家族からも、個人からも産み出されているということです。それはこの事例にも表われていました。ですから、ケアを中心とした支持的な心理療法では、患者自身がみずからをスティグマ化しないような関わりが求められます。治療者

はそのような関わりをしていたと思います。クライエントとともにいるということ、それは決して簡単なことではありません。そのことを治療者は行なったと思います。唯一、わたしがあなたと違うことをするとすれば、障害に対してのリハビリテーション・サービスのシステムを構築するということでしょうか。わたしはこの事例報告にとても感動しました。

皆藤 先生は現実見当識を高めるサポートが大切だとおっしゃいました。そのことは理解できますが、こういう事例ですと、どうしてもみじめになるようなことが起こってしまうと思うのです。たとえば友人が父親に殺されるといったことが起こってしまう。このことをこの人の人生の脈絡でどのように理解したらいいのだろうと思うのです。われわれがこういうことを考える場合、心理療法のプロセスという視点から考えることが多いのですが、わたしは、それ以上に人間的な文脈から考えるかということについて書かれたものです。特にこういう神経学的な病気によって機能が衰えていく患者にいかに人間的に出会えるかということについて書かれてあります。

わたしは、個人的にめったに偏見をもたないタイプですが、ひとつだけ頑強な偏見があります。それは、神経学者は患者の扱いがとてもひどいというものです（苦笑）。神経学者はほとんど患者の話を聴きませんし、人間的に患者を診ません。ですから心理臨床家の役割は、こういった非人間的な扱いをする神経学者から患者を守ってあげることだと思っています。つまり、患者の人間性にコンタクトすることが重要なのであって、

クラインマン 素晴らしい質問です。わたしの同僚にレストン・ヘイヴンズという精神科医がいました。彼は3年前（2011年）に亡くなったのですが、その著書に1988年に出版された有名な『メイキング・コンタクト（邦題 心理療法におけることばの使い方――つながりをつくるために）』（五）があります。ヘイヴンズは精神病の患者を診ていたハーバード大学の精神科医でした。この書物はいかに患者に出会えばよいのかについて書かれたものです。特にこういう神経学的な病気によって機能が衰えていく患者にいかに人間的に出会え

第Ⅱ部　　84

犬や物を扱うような接し方をしないということなのです。この意味で、心理療法における共感・受容・支持が大切になります。あなたがどのような存在で、どういう苦しい状況のなかにあって、どのような苦しみを抱えているのかを理解し、そしてそれを実践的にサポートすることが重要なのです。それは、作業療法士、理学療法士、ソーシャルワーカーなどとの協働による、ときには経済的な問題も含めたサポートになります。

サポートには三つの要素があります。実践的サポート、情緒的サポート、道徳的・人間的サポート、この三つです。それらを通して患者との連帯感を築くのです。この事例の場合、もしわたしが治療者と違うことをするとすれば実践的なリハビリテーション・モデルを作っていくことだと思います。それ以外では、治療者はとてもよく患者をサポートしていると思います。さまざまに異なる診断をしては異なる薬物療法をすることに時間をかけるよりもはるかに有効でしょう。

皆藤 米国では実際このようなサポートをしているのですか。

クラインマン 米国での介護システムでは、作業療法、理学療法、ソーシャルワーク、カウンセリング、経済的支援、看護師による訪問看護、家の掃除といった生活支援なども行なっています。

それから、むずかしい問題ですが、もうひとつ言っておきたいことがあります。それは、性、セクシュアリティの問題です。わたしは、こういった患者にとって風俗は、身体的に温かみを感じることのできる場になっていると思われるからです。ギャンブルやアルコールなどの薬物使用に関しては気をつけないといけませんが、風俗に関しては別段悪いことではなく、むしろ神経学的な病気を抱える人にとってはしてもいいと思います。35年前、シアトルのワシントン大学にいたときに、風俗関係で働く人たちの組合に関わってその人たちから話を聴いたことがありました。とても印象的だったのですが、誰ひとりとして望んで風俗の仕事をしているわけではないにもかかわらず、仕事のなかでいくつかの価値が見出されていたことでした。

わたしはケンブリッジで嫌なことがあった週の金曜日の晩に、リーガルシーフードというバーに行きました。普段マティーニを飲み牡蠣を食べに行くところです。そこでわたしはバーテンダーと話をしました。彼らはインフォーマルな心理臨床家のような役割を果たしてくれるのです。バーテンダーは話をしたいと思っている客に気づくと、その客の話を聴いてサポートしてくれます。わたし自身もそのバーでそうした場面を何度か目撃しました。あるときのことですが、そこにおそらく神経学的な病いを抱えている患者だと思われる人が客として店に来ていました。進行性で腕や足の動かし方に障害がありますから周りの人から奇異な目で見られていたのですが、バーテンダーたちは一杯以上はお酒を飲ませないけれども、この人にも普通に接していました。その人は、いろいろ話を聴いてもらってとても嬉しそうにしていました。

心理療法をするのは心理臨床家ばかりではありません。キリスト教でもそうです。米国の牧師は全員「牧会カウンセリング」を習っています。そこに流れているものは、ケアの精神です。わたしの妻はアルツハイマー病でした。3年前に亡くなりました。視力を失い、認知症がひどくなった妻をサポートするシステムの一部がコミュニティでした。彼女が行くケンブリッジのトラスト銀行やフレッシュポンドにあるマーケットの人たちも彼女のことを理解して、彼女がわけのわからないことを言ったとしても温かく、優しく接してくれました。ゆっくりと優しく妻に話しかけてくれました。このようなケアのシステムができていました。このような意味では、クライエントの日常生活における他者とのいたわりのある関わりこそが心理療法に流れている精神であると言うことができるでしょう。

皆藤 先生はメイキング・コンタクト（接触すること）の話をされるなかで、ヒューマニティ（人間らしさ）にコンタクトすることが大切だとおっしゃられましたが、ヒューマニティは内面に根差すものだということはわかるのですが、このヒューマニティとモーラル（道徳）の関係性をもっとお話しいただけませんか。

第Ⅱ部　　　　　　　　　　86

クラインマン ある急性期の患者さんが受診しました。妄想や幻覚などもあり、意味のないめちゃくちゃなことば（ことばのサラダ）を話していました。そういった患者にいかに人間的に関わるかということですが、先ほど紹介したレストン・ヘイヴンズはいろいろな関わりをしています。たとえば彼は、その患者が「あなたが本当に医者かどうか信じられない」と言ったときに「誰がわたしを医者だと言ったのですか？」と応じたのです。その途端、患者は「えー、医者じゃないの！」と言って、ぱっと我に返ったのです。彼はユーモアで関わったり、あるいは沈黙で関わったりしていました。

わたしが心理療法のトレーニングを終えてまさに初日の、初回面接のときの話ですが、そのときのことからわたしはいろいろ学びました。当時わたしはマサチューセッツ総合病院の研修医でした。初回面接で出会った患者は境界例と診断されたもっとも重篤でむずかしい人でしたが、わたしは初めて出会ったので事前にそのようなことを誰からも教えられていませんでした。その女性の患者はすらりとした長身で美しい人でした。診察室に入ったわたしは、彼女に「アーサー・クラインマンです」と自己紹介しました。するとその患者は、「あなたは今まで会ったなかで最悪の精神科医よ！」と言って、手に持っていた花束を窓に投げつけてガラスを割ってしまったのです。セッションが始まって一分後に起こったできごとです。わたしは、そのとき、完璧な応答をしました。「たしかにわたしは最悪の精神科医かもしれない。でもいくらなんでも一分間でそれはわからないでしょう。あなたはわたしに拒否されたと思ったんでしょ。だからわたしを拒否したんでしょ。わたしはあなたを拒否しません。だから二度とこんなことはしないで欲しい」と伝えたのです。彼女とは2年間にわたり会い続けることができました。その間、この患者は入院せずに済みました。その後、わたしはボストンからシアトルに異動することになったのですが、そうなると彼女は入院し始めるようになったのです。6年後、わたしはハーバード大学に戻ってきてこの患者の事例検討会に出席しました。そこでわかったのですが、彼女にとってわたしとの2年間だけが唯一入院し

87　第2章　不治の病いを生きる人へのケア

なくて済んだ期間だったのです。その検討会でわたしは、「あなたが何を言ってもわたしはあなたを拒否しないし、あなたを暴力的にはさせない」という同意を当時患者と得たという話をしました。わたしとの2年間、彼女はいろいろ大変な内容の話を語りました。この患者は、わたしがどのように反応していいのかわからないような内容のことを多く語りましたが、わからないことはクリアにしようと、わたしは彼女に尋ねて話を聴くようにしました。

次のようなことがありました。彼女にはたくさんのボーイフレンドがいましたが、そのなかで真剣に付き合いを考えている男性がひとりいました。彼女は、その本命の彼がやって来るときに、とても素敵なテーブルクロスと素晴らしい銀製品の食器を用意して食事の支度をしました。けれども、その男性は彼女を怒らせる何かを言ってしまったのです。すると彼女は、キャンドルでテーブルクロスに火をつけようとしました。彼女がそこまで語ったとき、わたしは彼女に「なぜ？」と尋ねました。どうしてそのようなことをしようとしたのか正直言ってわからなかったからです。だからそのことについて話して欲しいと伝えたのです。それからこんなこともありました。ある とき、彼女に境界例に加えて精神病的な症状が出たことがあったのです。彼女との面接はいつも朝9時の約束だったのですが、その患者には待ってもらって、11時にやって来たことがあったのです。そのときわたしは他の患者と会っていたのですが、約束に遅れてやって来た彼女と会いました。内心、わたしはイライラしていました。すると彼女は、地下鉄から降りたときに地面に何か物が落ちていて、それで誰かが傷つくのではないかと怖くなって、2時間かけて落ちている物を一つひとつ拾っていたのだと語ったのです。その話を聴いて、一時的に精神病的な症状が出現していることがわかりました。その語りを聴いてわたしのイライラはなくなり、彼女をサポートすることができたのです。このような体験が治療者に知恵を与えてくれます。わたしが救急部門を担当していたときのことです。わたしは終日働き詰また別の例を話してみましょう。

めで、深夜の2時になってようやく1時間の睡眠を取ったところでした。3時頃に救急に呼ばれて行ってみると、ひとりの女性が来ていました。彼女の向かいに座って「どうしましたか？」と尋ねてみたところ、「すごく混乱しているの。でも夫を起こしたくないから救急車を呼んだ」と彼女は言いました。それを聴いてわたしは非常に腹が立ちました（笑）。わたしは1時間しか寝ていないのに、主人に迷惑かけたくないからという理由でわたしが呼ばれ……（笑）。こういうときわたしはユーモアを使って自分の感情をコントロールします。

これもまた別の例ですが、深夜3時か4時頃にマサチューセッツ州の警察が救急の患者を搬送してきました。深夜無灯火で高速道路を逆走し警察に捕まったということでした。どんな患者だろうと思いながら診察室に入ったのですが、そのとき患者が最初に言ったことばですぐに診断名がわかりました。「何かお役に立てることは？」。そう言ったのです。わたしはすぐにその患者が双極性障害であるとわかりました。

皆さんにも、こういった知恵が臨床を通して身に付いていくことでしょう。知恵を身に付けることが大切です。それがエビデンス・ベイストな医療ではなく経験に基づいた医療になっていくのです。このことがとても重要なのです。

フロアからの質問 患者自身がスティグマ化されない関わりとはどういうものでしょうか。

クラインマン とても良い質問です。この質問に答える前に必要なことをまずお話しします。スティグマの考えを最初に提唱したのは米国の社会学者のアーヴィング・ゴッフマンです（六）。大変有名な社会学者です。彼がスティグマということばを用いました。古代ローマでは奴隷は奴隷の烙印を押されました。社会学におけるラベリング理論では、一時的逸脱というのは、それは奴隷の身分であることを表わしました。社会学におけるラベリング理論では、一時的逸脱というのは、誰かと異なることを言います。たとえば日本人の場合、金髪で生まれることは他の日本人と大きく異なることですか

ら一時的逸脱になります。そして、社会からの反応が二次的な逸脱になります。一時的逸脱、二次的逸脱はステレオタイプと関係していて、ネガティヴな反応としてその人に向かいます。ですから社会学的視点から見ると、治療者の役割はそうした逸脱が起こらないようにサポートすることになります。患者自身がスティグマ化されないようにするためには、病気・障害について患者に語ってもらうことが重要です。患者は、もしかしたら病気のせいでこのような辱めを受けたという語りをするかも知れません。面目が立たないと思っていると語るかも知れませんが。けれどもそういった話をしてもらうことが大切なのです。概してわたしはスティグマが嫌いです。しかし、こういった場合に役立つこともあります。ネガティヴな考えを修正するためには役に立ちます。スティグマは精神病を抱えている人に押される傾向があります。スティグマは社会的な死を意味します。他人から押されたスティグマによって、当人はその社会に住めなくなるのです。周辺人に追いやられてしまいます。

これは、人権に関わる問題です。

わたしは長期間中国に滞在して研究をしていたことがあります。統合失調症や双極性障害を患った場合、その時点でその人の社会的な死を意味しました。中国の田舎では誰かが重症の精神病になったとき、葬式もそうなのですが、精神病の場合は会は贈与（ギフト）交換で成り立っています。結婚もそうですし、葬式もそうなのですが、精神病の場合はそのような贈与交換に参加することからも除外されてしまいます。社会的なネットワークを大切にしますので、社会的なネットワークがあることは「開かれた扉」を意味します。もし、社会的なネットワークに入れなければ社会的な死を意味し「死の扉」と言われました。中国社会では、社会的なネットワークから押されたスティグマによって「死の扉」と言うことができます。中国の田舎では自死をした人を勘定に入れることをしなくなります。なぜなら、精神障害の人が自死をすると、田舎では自死をした人を勘定に入れることをしなくなります。なぜなら、精神障害を患って自死する人は人間ではないと言われているからです。人として認めない非人間的な扱いを

れはとても悲惨な結果をもたらしました。

第Ⅱ部

受けていたのです。インドや中国の田舎では、精神障害者は座敷牢に入れて人間的な扱いを受けませんでした。これがスティグマです。そうなると、生物学的には生きていても、社会的には死を体験することになります。ですので、こういった考えに反対して、中国でスティグマ化された患者に会うときには、わたしは「本物の黄金は火を恐れない」という中国の諺をよく用いました。こういった信念をもつならば何も恐れることはないということです。精神病があっても、自分が黄金であると思えたならば何も恐れるものはないということです。

米国では、多くの慢性的な精神病を抱えた人は社会からドロップアウトする傾向があります。米国のメンタルヘルス・システムの機能はいまやそうした人を刑務所に追いやる仕組みになっています。なぜなら、多くの慢性の精神病者は街に放り出され、そして薬物依存になり、暴力に巻き込まれ、やがて刑務所に入れられるからです。こうした事例を検討すると、当事者のほとんどには家族もサポート・システムもなかったことがわかります。ですからケアを中心としたシステムがサポート・システムになり得るとわたしは思います。

付記　本章は当日の録音を布柴靖枝が翻訳し、皆藤が本書の様式に合うように推敲したものである。当日の発表者と通訳の布柴靖枝・西浦太郎の両氏に深く感謝申し上げる。

註

一　2014年3月17日、京都大学大学院教育学研究科第一会議室において、臨床実践指導学講座主催の事例検討会が行なわれた。本稿は、守秘義務を徹底するために事例報告はすべて割愛して冒頭部分の説明に留め、クラインマンのコメント・語りを中心に章題の観点から編集したものである。クラインマンが事例検討会でコメントをすることは、きわめて珍しいことであり、この意味で本章は、クラインマンのライヴでの語りを聴く貴重な報告と言うことができる。

なお、文中で「発表者」とあるのは事例における治療者を指す。本検討会に参加が認められたのは、京都大学大学院教育学研究科心理臨床学領域（臨床実践指導学講座、心理臨床学講座、臨床心理実践学講座）に所属する大学院生と関係者のみであった。

二　脊髄小脳変性症（Spinocerebellar Degeneration: SCD）は運動失調を呈する神経疾患の総称。症状としては、ふらつき、手の震え、字が書きづらい、呂律が回らない、眼振といった失調症状と、それ以外に四肢が硬くなる、足がつっぱる、起立性低血圧、尿が出にくい、頻尿、筋肉がやせるといった症状がある。

三　マシャド・ジョセフ病（Machado-Joseph 病）は脊髄小脳変性症のうち、優性遺伝性の病型3に当たるもので、進行性の小脳失調に加えて、ジストニア・筋固縮症候群、パーキンソン症候群などのさまざまな神経徴候を呈し、進行とともに幅広い神経症状・徴候を呈する。

四　Biehl, João, *Vita : Life in a Zone of Social Abandonment*, University of California Press, 2005. ヴィータ（Vita）というのはブラジルの大都市の至るところに見られる社会的遺棄地（Zone of social abandonment）のこと。そこでは、必要とされない者、精神障害者、病者、ホームレスが死ぬまで放置されている。著者のジョアオ・ビィールは、プリンストン大学人類学の教授。

五　Leston Havens, *Making Contact: Uses of Language in Psychotherapy*, Harvard University Press, 1988. ［下山晴彦訳『心理療法におけることばの使い方——つながりをつくるために』誠信書房、2001年］著者のレストン・ヘイヴンズは精神科医。1924年ニューヨーク市生まれ、1952年にコーネル大学医学部卒業後、研修医等を経て1971年からハーバード大学医学部教授。2011年没。

六　Erving Goffman. 1922年カナダ生まれの社会学者。1982年没。ここでクラインマンがアーヴィング・ゴッフマンをスティグマの提唱者と指摘しているのは次の著作に拠る。Erving Goffman, *Stigma: Notes on the Management of Spoiled Identity*, Prentice-Hall, 1963.［石黒毅訳『スティグマの社会学——烙印を押されたアイデンティティ』せりか書房、1970年］

第3章 病いと人間的体験——慢性の病いとともに生きること (一)

アーサー・クラインマン

こんにちは。皆さんとご一緒できることを嬉しく思います。また、日本糖尿病学会の皆さんと、糖尿病患者のケアの諸問題や慢性疾患全般についてご一緒に考えていけることを楽しみにしています。今回は、病いと人間的体験というものが、慢性の病いとともに生きる際にもっとも重要な基盤になるということについてお話ししたいと思います。

糖尿病と他の慢性疾患——医学への挑戦

糖尿病や心臓病、がん、喘息、リウマチのような慢性の病いを生きる者にとって、「機能」は考慮すべき重要なことがらです。機能とは、症状や障害の微細な変化を意味します。慢性の病いとの関連で起こる痛みや息切れ、虚弱性、易疲労性。これらすべての実に些細な症状の変化が、たとえそれが10％程度のものであったとしても、日常生活のなかで活動できるか否かに影響を与えることになります。慢性の病いを抱えて生きるときに、このような些細なことが、生きる在りようにとつもなく重要な差異をもたらすことを、医療者が知っておくことは重要です。

この変化を、新しいスタイルの患者－医師の関係性のなかで管理していくことが大切です。ここでいう関係性とは、医師が助言者となり、患者を中心に置いてその責任性を強調したより広範囲に及ぶセルフケアと、

93

ケアすることを巡って患者・家族と協働していくといった関係の在り方を意味します。

慢性化の主な問題

さて、慢性化によって、多くの問題が起こります。糖尿病では常に血糖値の管理が必要になりますし、長期にわたる罹患の結果として起こる心臓血管障害や視覚障害、腎症などの合併症への身体的ケアがとても重要になります。また、それに加えて情緒的問題も起こってきます。患者自身が病気の原因を何だと考えているのか、この病気の予後をどのように思っているのか、治療に対する恐れや希望、さらにはさまざまな事態が複合して生じる恐れといったことについて語ってもらうというモデルです。それによって、これらの事態への気づきが促されます。

病いの語りは患者の物語なのです。このことは、医師にとってきわめて重要なことです。それによって医師は、患者の抱える病いが当の患者にとってもつ意味を理解し、患者のケアの在り方についての課題やケアをする家族や医師自身の道徳的・人間的な視点を理解し、患者とともにする在り方を知ることができるからです。

医師にとっての実践ステップ

それでは、糖尿病などの慢性の病いを生きる患者のケアを改善するために、われわれには何ができるのでしょうか。そのなかのひとつに「説明モデル」というものがあります(二)。このモデルは、患者自身に病いについて語ってもらうというものです。患者自身が病気の原因を何だと考えているのか、この病気の予後をどのように思っているのか、治療に対する恐れや希望、さらにはさまざまな事態が複合して生じる恐れといったことについて語ってもらうというモデルです。

第Ⅱ部　94

では次に、ケアをする側の道徳的・人間的な視点についてさらに述べていきたいと思います。

「道徳的・人間的」ということばが意味すること

道徳的・人間的体験とは何でしょう。われわれにとって生きるということは価値に基づいています。生きることそのもの、そして大切な人びとと関わること、われわれにとってとても意味のある仕事をすること、どこで暮らすのかということ、すなわち日常生活そのものが道徳的・人間的な体験を意味しているのです。

これらのことは、患者だけではなく医師にとっても同じことです。けれども、医師のなかには、患者のケアよりもお金を稼ぐことに関心の高い人が往々にしているでしょうし、慢性の病いや病いの体験よりも急性期の患者を診る方に関心があるという人がいるでしょう。

いったい、道徳的・人間的な生活とは何なのでしょう。ケアすることはあなたの生活にどのような影響を与えるのでしょうか。患者とその家族にとってケアがうまくいく場合もありますが、ときにはうまくいかずに、見捨てたり見捨てられたりするのではないかという怖れを抱くことがあります。さらに、道徳的・人間的な体験とは、特に家族や職場などの小さなグループのなかではそうなのですが、生活そのもの、生きることそのものなのです。生きることは道徳的・人間的なことです。なぜなら、ほとんどの人は、より一層適切な道徳的・人間的な生活を望んでいるからです。道徳的・人間的な想像力、責任性、批判力、そして関係を築くことは、われわれの生活にとってとても重要なことです。

道徳的・人間的体験

さて、道徳的・人間的体験は、危険性と不確実性のなかで起こります。糖尿病それ自体も危険性と不確実性をともに含んでいます。人生早期に発症する遺伝負因の絡んだインスリン欠乏による糖尿病であっても、

その後のある時期に発症する糖尿病であっても、医師にとっては糖尿病患者がどのような症状を呈していくのかは予測し難いと言うことができます。ときには複雑きわまりない途方もない事態が生じることもありますし、またときには予想された事態よりも軽微な結果に終わる場合もあります。糖尿病患者は、予後に関しての予測のむずかしさと、低血糖症や高血糖状態などの実際に起こり得る多くの危険性と不確実性のなかで生きています。さらには、薬物療法が奏功しなかったり食事療法が不首尾に終わったりするといった問題が生じる危険性も孕んでいます。

かなり前のことですが、青年期の糖尿病患者、彼は高校生でしたが、その患者の心理的ケアをする機会がありました。彼はクラスメートと南フランスを自転車で旅行したいと言い出しました。親は糖尿病があるので行って欲しくないと思っていました。なぜならば、血糖値や食事のコントロールをしなければならないので、旅行中に不測の事態が起こる危険性が高かったからです。そこで彼のクラスメートは、インスリンを準備できる薬局がどこにあるかを調べ上げ、食事の管理を計画したのです。そのおかげもあって、一ヶ月の南フランスの自転車旅行を無事に楽しく終えることができたのでした。こうした不測の事態への対処が、医師ではなくクラスメートによって計画されたのです。とても素晴らしいことだと思います。不確実性と危険性のなかで、ケアを計画することによって、普段通りの生活をすることができたのです。

糖尿病とともに生きる人の道徳的・人間的体験とは何なのでしょうか。われわれの人間的体験というものは、いったいどこに向かっていくのでしょうか。誰がこうしたテーマに注意を払っていくのでしょうか。われわれのケアシステムは、言うなれば狭義のコストや時間の効率性を求めるようになってきています。人を中心に置いたものではなくなってきています。そのことにわれわれは注意を払い続ける必要があるのです。

第Ⅱ部　96

病いの語り

これは拙著『病いの語り』です(三)。今回のテーマに関連することが書かれています。この本のなかでわたしは、患者や家族の病いの語りを紹介し、患者の物語がいかに臨床家に役に立つのかについて論じました。

語りの理論

カナダの偉大な文芸批評家であるノースロップ・フライ(四)は次のように述べています。「〈ことば〉と〈こととがら〉の秩序は、体験の迷宮(ラビリンス)によって媒介される」。つまり、起こった「ことがら」と「ことば」との間には複雑な体験が存在するということです。したがって、患者の体験の語り(ナラティヴ)は、治療を行なっていく上で、患者の人生と生物医学的な諸事象をつなぐ役割をもつものとして、とても重要になるのです。

また、ハーバード大学でのわたしの同僚であった児童精神科医のロバート・コールズ(五)は、このように書いています。「関心を寄せるべきことは、ある理論として書き留められたことを再確認することではなく、生かされた生命(いのち)を紐解くことである」。この考えは、人がみずからの人生を生きようとするときに、その人にとって生きるとはどういうことなのかを知る必要があることを述べたものです。つまり医師は、患者が糖尿病という病いとともに生きるということは、その人の人生にどのような意味をもたらすのかを知らねばならないということなのです。

病いと疾患

こうしたことを理解するために、そして患者の病いの体験がどのようなものかを医師が理解できるように

するために、わたしは何年も前から「病い」と「疾患」とを区別してきました。医学的には同列に取り扱われますが、医療人類学的にはこれらを区別することにしたのです。

まず「病い」ですが、病いとは症状や患うことの、生まれながらにしてもつ人間的体験と言うことができます。それは、病んだ人やその家族、そしてより広い社会ネットワークのなかの人びとがどのように症状や障害を受け止め、ともに生き、反応しているのかということです。つまり、病いとは、患者やその家族によって病むことの体験を意味するのです。

これに対し、「疾患」とは何でしょうか。疾患とは、医師や治療者が病いを障害理論として再構成する際に創り出されたものと理解することができます。たとえば、糖尿病を疾患と言うときには、インスリンの分泌の問題やインスリン受容体異常のことを言います。一方、病いとは、血糖値の問題や長期にわたる疾患の結果としての末梢神経障害や血管障害、そして網膜へのダメージが視力に与える影響といったように、疾患がどのようにその人に影響を与えているのかを指すのです。このように見ると、病いは疾患とは異なるのです。

病いの体験

病いや疾患によってもたらされる体験は、その当人に生得的に備わっている結果として起こるものでもなければ、ごく自然な結果として起こるものでもありません。このことはとても重要です。医学における学説では、病いは前もってプログラミングされた遺伝的プロセスから発現するという見方をしています。たとえば糖尿病は、膵臓のランゲルハンス島におけるインスリンを分泌するβ細胞が破壊されてしまう異常によって1型糖尿病が発現するとか、遺伝的因子と生活習慣の悪化によって2型糖尿病が発現するというように、糖尿病発現のプロセスは事前にプログラムされた自然な経過であるように説明されていますが、慢性疾患の

患者からわれわれが教えられたことは、そのような自然な経過というのはあり得ない、ということです。疾患は、ある人、ある家族そしてあるコミュニティのなかで起こるのであって、ある収入レベルやあるヘルスケア・システムなど、すべてのことが疾病の発現経過に影響を与え得るのだということです。医療人類学的な視点からは、われわれはそれを「疾患の社会的経過」と呼んでいます。こうした社会的な現象が対人関係における体験として、他者との関係の在りようにも影響を与えているのです。患者の語りは、これらのことをどのように体験しているのか、糖尿病をいかに人間的レベルで体験しているのかを理解するために重要になります。病いの体験を考慮に入れ、患者の語りから疾病をアセスメントしていく方法として、病いの体験の語りを通して患者を理解することが大切なのです。

患者と治療者のギャップは、道徳的・人間的な見地からすると、現代の医療にとって重篤な実存的危機と言うことができます。その根源には、語りと体験のギャップが存在します。臨床家はしばしば、疾患のプロセスにしか注意を払いません。患者の語りに注意を払わないのです。わたしの経験からすると、そのギャップは、患者にとって良い治療的ケアになるか、さもなければ効果のないものになるかを決定づけるのです。

患者の語り

いまから紹介する事例は、拙著『病いの語り』に登場しているある患者の母親の語りです。息子である患者の病いについて母親が語ったものです。

「先が見えず、わたしたちはどうしていいのかわかりません。息子のアンドリューの病いには終わりがありません。その病いは彼を苦しめ、そしてわたしたちを苦しめるのです。夫のジョンは潰れてしまいました。文字通りに潰れたのです。彼はそれに対処したり、わたしたちの家系の病いだと思っているからです。ジョンは潰されてしまいました。夫のジョンは潰れてしまいました。文字通りに潰れたのです。彼はそれに対処したり、わたしたちの誰ひとりにも、そして彼自身にさえも、何ひとつもできませんでした。

そしてアルコールに逃げたのです。まったく助けになりません。まったくです。けれどもわたしは、彼を非難することができないのです。いったい誰が、このような試練に遭うことを予測できたでしょうか。

このような状況にあって、毎日が闘いの連続です。わたしはアンドリューの苦しみからひとときも離れることができず、そんな自分を責めています。わたしには自由な空間やプライベートの場、つまり逃げ込める守られたわたしだけの場というものがまったくありません。アンドリューの病は、わたしのすべてを奪ったのです。わたしが母親としてできることは何なのでしょうか。まったく。この恐怖とわたしの家族をサポートする狭間にいるわたしには、時間がないのです。まったく。わたしには、自分のための時間がまったくないのです」。

これは、ケアをする家族の体験の語りです。母親が障害を抱える息子のケアについて語っています。ケアをする側のもっとも重大な問題としてここで語られているのは、ケアをする家族が語る「時間のなさ」という体験です。このような体験の語りを医師や臨床家は知り、理解し、そしてこうした人びとが望むケアを提供するべきなのです。

白血病の大学3回生（20歳）の語り

次は、白血病を患っている大学生の語りです。

「病気になるまで、わたしは無敵だと思っていました。自分の身体のことなんてまったく考える必要がないものだと思っていました。でも、あったのです。わたしの人生や自身の世界についても同様です。わたしの目の前には壁が立ちはだかっています。いまは、すべてのことを当たり前だとは思わなくなりました。何を入れないのか、いまのわたしならわかります。いまのわたしは、本当に重要なことにのみ時間を割いています。もしわたしが健康なときに何が重要かをはっきりわかってさえいたならば……

第Ⅱ部　　100

とも思います」。

ここで語られていることは、患者は、みずからの慢性疾患から何らかの学びを得ているということです。喘息やリウマチ、痛風、そして糖尿病を含むすべての慢性疾患を抱える多くの人が、その病いの体験からの学びを通して、いかに自分自身をケアすべきかを学んでいるのです。わたし自身も喘息、高血圧、痛風という慢性疾患を患っていますが、これらの病いから学び、わたしの人生や医師としての体験を通して、より注意深く思慮深く、自分自身のケアをするようになりました。これは多くの慢性疾患とともに生きる患者にとっても同様なのです。

大腸の慢性疾患を抱える39歳の教師の語り

「あなたはわたしの病気が、わたしが受けた治療とは関係ないと考えるかも知れませんね。これまで誰ひとりとして、わたしの考えを聴いてくれようとした人はいませんでした。わたしが提案をしたときも、それをまるで外野からの声としか見なさなかった。本当に腹が立ちました。わたしも、そのなかの一員であることを示したかった。だからときどき、わたしはわざと約束をすっぽかしたり、治療に従わなかったりします。ばかげた無駄なことと知りながらそうするのです。わたしは腹立たしいのです。だって、わたしの考えを尊重して欲しいし、考慮して欲しいと思うからです」。

患者は実際、病いの体験を語る慢性疾患のエキスパートなのです。医療者はその病いの体験を聴こうとしないし、考慮に入れようとしません。そのことの不満を患者は語っているのです。これは医療ケアにおける本当に重大な問題です。

肝臓の慢性疾患を抱える64歳の技師の語り

「わたしは彼らに怒っています。彼らはまったく話を聴いてくれません。彼らの襟首を掴んで、〈ちょっとおまえたち、わたしを無視しないでくれ。おまえたちに何ができるっていうんだい〉と怒鳴りたいです。彼らはわたしを怒らせるので、わたしは行きたくなくなるのです。実際に、ときどきわたしは病院に行きません。でも、それはわたしにとって物事を悪化させるだけなのです」。

医師が病いの体験をまったく聴いてくれないことへの怒り、そしてその結果、患者はしばしば通院しなくなります。ここがポイントです。

不動産会社で働く55歳の婦人の語り

この婦人は、93歳の母のことについて話しています。「93歳の母は、聴力が弱り、耳がよく聞こえません。母には、自分の眩暈（めまい）がどのようなものか、どうして自分をうまくコントロールできないのかを、丁寧に説明できる人が必要なのです。でも、医師や看護師はわたしにすら話す時間がないように思えます。それで、結局わたしが母に、何が起こっているのかを説明しているのです。とてもフラストレーションが溜まります。医師や看護師は、母が受けているケアの何をもって〈質〉ということばを使うことができるのでしょうか」。

そうは言っても、ここにいるしか他に方法はないのです。

この語りからも、先の語りとは異なる、患者とその家族のフラストレーションを見ることができます。これは、医療者に母の病いにつきまとう現実的な問題に向き合って欲しいとの、患者の切実な声なのです。

マネージド・ケアのHMO（八）に所属する60歳のプライマリ・ケア医師の語り

この医師は、みずからの考えを次のように語りました。「途方もなく根深く邪悪なことが医療のなかで起こり、そしていまもなお、それは続いています。患者とともにする時間、話をして問題について尋ね、必要な医療について説明し、そして患者の怖れや要望を聴くという時間がほとんどと言っていいほどないのです。そのための時間はすべて、〈コスト、効率性、マネージメント・トーク〉といった新しいことばで表現されています。これらのことばは、わたしがトレーニングを受けた臨床実践の用語ではありません。わたしは、現状の医療の在り方に不満や違和感を強く感じています。このような在り方は、わたしのためにはならないと思い始めています。わたしはここから抜け出す必要があるのです」。

この語りは、医師が医療ケアに対する不満を述べたものです。このような不満は、医療の世界の現状が官僚主義的・医療経済主義的な考えに凌駕されつつあることによって表明されるのです。

米国で医学教育に携わる57歳の指導者の語り

「わたしはときどき、自分を偽善者だと感じることがあります。わたしは、教室で医学部生の前に立ち、医療におけるコミュニケーションや心理社会的スキルについて講じているのですが、その際、あたかもかつてのように学生たちがこれらを実践する時間があるかのように振る舞っているのです。しかし、彼らにはそんな時間はないのです。これからもそうです。彼らはこれらの実践に時間を割くこともできないばかりか、臨床実践の管理者からは、どのようにしたらいいのか、どのようにすべきなのかといった点でのサポートも受けることはできないでしょう。そういう地点にわれわれはいるのです。これを教育的危機と呼ばずに何と呼べばよいのでしょうか。しかし、これは同時に医学教育者にとっての道徳的・人間的な危機でもあるので

103　第3章　病いと人間的体験

このように、われわれ医学教育者はいったい何をすべきなのでしょうか」。医学部の教育者もまさにいま、「何をすべきなのか」との問いを抱え、道徳的・人間的な危機に直面しているのです。

ケアをすること

ここまで紹介してきた人びとすべての語りが、わたしの言う「ケアをすること」（七）に関連しています。この用語の定義ですが、『オックスフォード英語辞典』第3版に拠りますと、他者とくに子どもや老人、病弱者などのニーズに対して、「世話、配慮、心遣い」をすること、とあります。

ケアをすることの民族誌的定義

ケアをすることとは、ケアを提供することです。このことは、家族も医療者も知っている通りです。ケアは、他者への心配やこころ構え、先行きの不安を感じることから始まります。ケアは、人生の細部、つまり日常生活の細やかな側面に関わる行為です。それは、他者を、その人が求めるニーズに合わせた個別・特別な方法でケアすることなのです。

ある日、窓の外を眺めていたときに、高齢の男女が重度の障害を抱える成人男性の世話をしている場面が目に入りました。年の頃は20歳くらいでしょうか。その男性は電動車椅子を利用していたのですが、おそらく彼の両親とおぼしきその高齢者の男女が自動車から電動車椅子に彼を降ろして、何か飲みものを与えていました。ところが、彼はそれを喉に詰まらせてむせてしまったのです。両親は、障害を抱えた息子の背中をポンポンと叩いて、喉に詰まった飲みものを吐き出させ、口の周りを拭いていました。それから、彼は落ち

第II部　　　　104

着きました。これらすべてが家族によるケアです。そうして両親は、自動車のなかに彼を乗せようと、ふたたび戻っていきました。興味深いことに、彼を車に乗せるまでの手順が実に細やかでした。飲みものが飲めるように体勢を固定するサポートや、飲みものを与える際の気遣いなど、とても細やかかつ特別な手順で行なっていました。

わたしは思うのですが、ケアを考えるときには、ケアを提供する側と受ける側は互恵関係にあります。ケアは、一種の贈与（ギフト）の交換をするようなものです。ケアをすることで、患者はみずからの物語、つまり彼らの心配や恐れ、彼らのニーズを贈与し、そしてその贈与を受け取った人が患者を手助けし、ニーズに応えようとすることでギフトのお返しをしているのです。贈与を受け取り、お返しする。この両方を家族やケアの専門家が行なっているということなのです(八)。

ケアをすること──家族、親しい友人、苦しんでいる人たちにとっての中核的課題

ではここで、ケアをすることに関わる中核的な課題を挙げてみましょう。それは、実際的な支援が挙げられます。たとえば、家族や親しい友人、患っている人自身が実際に行なっていることです。まず、入浴、食事、移動、排泄、着脱衣、身体を起こすことなどへのサポートです。そして、人として認めること、援助の必要性を肯定ないしは主張すること、情緒的なサポートをすること、道徳的・人間的な連帯と責任──ともに在り、コミットすること、そして患者が亡くなった後にその人の記憶のケアをすることなどです。これが、家族にとってのケアなのです。

道徳性とケア

現代において、ケアをすることは人間性や他者との関係性を明らかにする実存的な行為と言えます。これ

105　第3章　病いと人間的体験

こそが本当に重要なことのひとつです。それは、人間の条件や状態を左右する危機や不確実性という文脈に対する基本的な反応と言うことができます。ケアすることを重荷に感じる人もそうでない人もいるでしょうが、これが現代という時代における在りようなのです。皮肉な価値観や的外れな忠誠心がまかり通るグローバルな文化において、ケアをすることはしばしば倫理的コミットメントに関する真に価値のある対象のひとつとなるのです。

ケアをすることと現前性

こころここに在らずといった機械的なケアとは、人に注意を払わないものです。患者が医者に交渉しようと思っても、医者のこころここに在らずで、その患者が何か言う前に医者は処方箋を書いてしまい、患者に説明したり語ろうとしたりしない。こういう状態を医者がそこに存在しない、つまり不在であると言います。では、「現前性」（九）とはどういう状態のことを言うのでしょうか。それは、機械的にそこにいるのではなく、人としてそこにいるという在りようを言うのです。こころを込め、全身全霊でそこに参与することです。最良の臨床家は、人として患者とそこに「在る」ことのできる人です。患者とともに在り、特別な存在であることを患者に感じてもらうことができる人を言うのです。最良の臨床家は、患者に、良くなってもらいたいと願いながらそこにともに在るということができる人です。このことは、ケアをすることにおいて、途方もなく重要なことと言えます。

医師

これは、1891年に画家のサミュエル・ルーク・フィルデス（一〇）によって描かれた『医師』という作品で、1894年に展示されました（図Ⅱ−3−1）。この時代の医師は、患者にできることはほとんどありま

第Ⅱ部　106

せんでしたが、しかし、医師がそこに「在る」姿が描かれています。これが医師の現前性であると言えます。とくに、家庭という空間で病気とともに在ることが見て取れます。

さて、病いの語りとケアの体験についてお話ししてきましたが、こうした観点から、今日の医療改革について提言すべきことは何でしょうか。病いの語りは、わたしたちが暮らすこの世界でのケアについて何を物語っているでしょうか。最後に、いくつかのことを提言したいと思います。

一、経済改革

医療をより強化するという方針が、ケアの質を考慮に入れることなく進められています。それは、経済改革を通して、経済的効率性がもっとも重要な方策であるかのように進められているのです。糖尿病、がん、心臓病、うつ病のケアなどについて、これまで医師はケアの質とは何かについて明確には述べてきませんでした。このことは、将来に向けてわれわれが取り組まなくてはならない重要な役割と言うことができます。慢性の病いを抱える患者を治療しているわたしたちは、ケアの質とは何か、われわれ医療者は患者に何をして欲しいと期待しているのか、また患者は何をわれわれに期待しているのか、そうしたことを理解し受け止める必要があります。

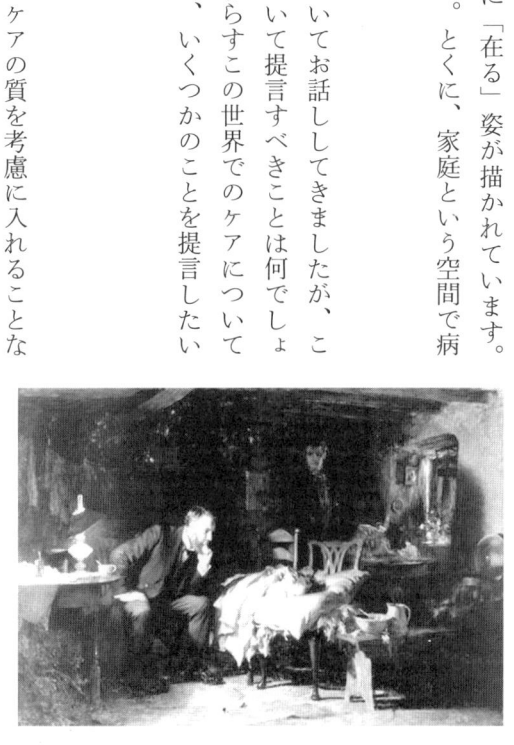

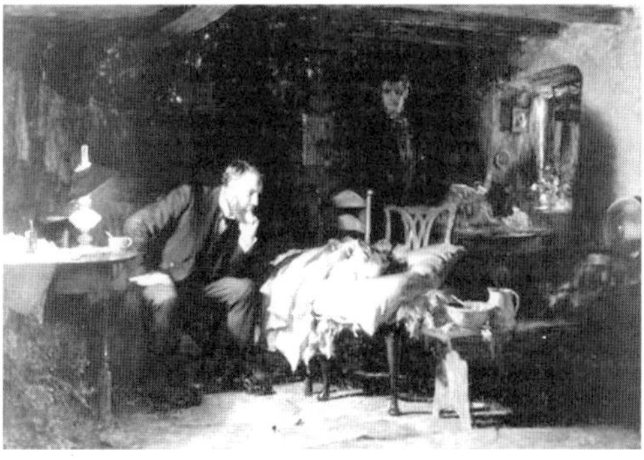

ここで、ケアの質の一部には時間が含まれることを指摘しておきたいと思います。米国では、プライマリ・ケアのフォローアップ受診に費やされる、慢性の病いを抱える患者への時間は10分です。成人して発症した

図Ⅱ-3-1 S.L. フィルデス「医師」1891
〔Sir Luke Fildes "The Doctor", 1891〕

第3章 病いと人間的体験

糖尿病の患者のことを考えてみてください。その患者が発症して20年が経過したとすると、そこにはさまざまな合併症なり患者個々の膨大な歴史があり、そうしたことが患者の生活に影響を与えています。10分でこのような大きな問題を患者から聴くことができるでしょうか。有効な治療を提供することができるでしょうか。患者は医師に何を期待するのでしょうか。処方箋、血液検査、身体検査といったことだけを必要としているのではありません。それによって効果的な治療法を理解することができ、患者が期待しているのはそうしたことではなく、より包括的な判断によって適切な治療を提供してもらうこと、それを期待しているのです。

ケアの質とはいったい何なのでしょうか。われわれは、重篤な慢性の病いを抱えている患者と関係を築く時間を失っています。米国では、さらに一層、このような状況に陥っています。わたしたちの国の医療では、医師は患者を診るのではなく、パソコンの画面を見ているのです。その医師の姿は、パソコンのスクリーンのデータ以上には眼前の患者は重要ではないということを、患者に伝えることになってしまっています。医師は患者を診るのではないのです。そして、患者の体験は病気のバイオマーカーの結果に比べたらどうでもいいことだと捉えられる傾向にあるのです。この点は、ケアに関する重大な問題と言うことができます。

二、患者と医師の連携および協働関係を築くことの失敗

次は、患者と医師の協働関係です。協働関係は、病気を抱えているのは患者であるという意識や、だからこそジョイント・ケアが必要であるという意識がなければ築くことはできません。この意味で、医師はコンサルタントなのです。医師ができることは、病いとともに生きている患者にコンサルテーションや有効な治

療を推奨することだけです。ファイナンシャル・アドバイザーも、顧客の代わりにみずから決定して資金運用することはできません。できることはアドバイスだけです。このように、ファイナンシャル・アドバイザーや法律の専門家ができることと同じように、医師ができることはアドバイスだけです。治療方法を推奨することができるだけなのです。推奨するだけです。実際に決定し実行するのは患者とその家族なのです。患者と家族が実際に実践するのです。だからこそ患者と医師の協働が必要なのです。ケアは医師によってなされるのではなく、患者とその家族によってもなされるのです。そのためにも、患者とその家族は、彼らが活動するために必要な知識の情報資源を与えられるべきです。

三、治療の結果の評価の仕方

最後に、ケアの評価をいかにするかという課題を挙げたいと思います。たとえば、急性期の肺炎であればペニシリンを投与し、解熱および呼吸の改善によって、その治療の評価をすることは容易にできます。しかし、慢性の病いの場合は、どのようにしてその結果を評価できるのでしょうか。

糖尿病の場合は、血糖値、インスリン・レベル、電解質、腎機能といったことだけではなく、患者の体験を考慮に入れる必要があります。この患者は働けるのかどうか、家族に何が起こっているのか、患者が自信を喪失していないか、外の環境世界で活動できているのか。これらのことがケアをすることのなかで重要なことになります。治療の結果として、機能改善に関する評価が必要なことは言うまでもありません。しかしながら、ヘルスケアをオーガナイズするときに、従来の医療がこれらのことを考えてこなかったという問題点が挙げられるでしょう。

ご清聴ありがとうございました。

註

一 本章は、2014年5月22日、日本糖尿病学会第57回年次学術集会における石井均（奈良県立医科大学糖尿病学講座教授）企画のシンポジウム「糖尿病患者のこころを支える――「糖尿病医療学」の時代」において、クラインマンがシンポジストとして講演するために、2014年3月17日に京都大学大学院教育学研究科第一会議室においてビデオ収録されたものである。収録には石井均、布柴靖枝（文教大学教授）、皆藤章の3名が立ち会った。学会当日は収録されたビデオが上映された。なお、講演にはスライドを使用するスタイルで行なわれたので、臨場感を出すためにスライドのテーマを語りの冒頭に掲げた。

二 「説明モデル」については第Ⅲ部第1章に詳しく語られている。

三 ここでは、Kleinman, A. *The Illness Narratives: Suffering, Healing and the Human Condition*, Basic Books, 1988. [江口重幸・五木田紳・上野豪志訳『病いの語り――慢性の病いをめぐる臨床人類学』]のカバーが提示された。

四 ノースロップ・フライ（Herman Northrop Frye）は、1912年、カナダのケベック州生まれ。20世紀屈指の批評家。トロント大学で哲学・英文学を学び、オックスフォード大学に留学。帰国後1939年から母校で教授、学長を歴任。1957年に著した『批評の解剖』(*Anatomy of Criticism: Four Essays*) 海老根宏訳、1980年、法政大学出版局（新装版は2013年刊）によって、西欧文学の構造原理を分析・解明し壮大な批評体系を構築し、文学理論家としての地位を確立させた。1991年没。

五 ロバート・コールズ（Robert Coles）は、1929年、米国マサチューセッツ州生まれ。児童精神科医。ハーバード大学で英文学を、コロンビア大学で医学を学ぶ。ハーバード大学教授。

六 マネージド・ケアは、米国の医療保険制度（Managed Care）で、その組織のシステムのひとつが健康維持機構（Health Maintenance Organization）である。

七 caregiving の訳。

八 本書143－144頁にもこの例について語られている。

九 presence の訳。クラインマンの思想を理解する上で重要な概念であり、この箇所以外にも本書で言及されている。

一〇 サミュエル・ルーク・フィルデス（Sir Samuel Luke Fildes）は、1843年、英国のリバプール生まれの画家・イラストレーター。1927年没。『医師』と命名されたこの絵画は1891年に制作され、ヘンリー・テイトによって1894年に展示された。

第4章 耐えるということ ⑴

アーサー・クラインマン

　1969年、台湾でヘルスリサーチを始めたときのことである。多くの中国人が次のように説明してくれた。中国の歴史における、そして中国人の生活におけるもっとも重要な教えは、人は耐えることを学ばなければならない、というものである。驚くことでもないだろう。そう語る人たちは、清朝の崩壊、軍閥時代の混乱、長期間に及んだ日本との過酷な戦争（1937-1945）、中国共産党と国民党との間での内乱、ラディカルな毛沢東主義の混乱期、さらには台湾における日本の圧政的な植民地支配とその後の国民党の統治といった中国における20世紀の途方もない激動を、ひとりの人間として耐えてきたのだから。第二次世界大戦を取ってみても、2千万人の中国人が亡くなり、2億5千万人の人びとが住居を失った。しかしその一方で、歴史的な大惨事や自然災害、深刻な貧困、飢饉、伝染病、洪水、地震、戦争、革命という未曾有の大激動を通して、そのなかを千年もの間生き抜いてきた市井の中国人は、古の民の知をより深く信頼するようになったのである。一人ひとりが、そして家族が切望したのは生き抜くことそのものであって、それこそが人生におけるもっとも重要な成功なのであった。そしてこのことは、台湾と中国双方において、文化的な知の核になるものとして、さまざまな方法や文脈を通して次の世代にまで伝えられたのである⑴。

　もちろん、この十年の変化によって過去の多くは変わった。中国では、ひとりっ子世代が、生きることそれ自体よりも人生に期待するようになった。これは、われわれの時代のグローバルな文化理解と言える。つ

まり、人生というのは多くの可能性を与えてくれるものであり、成功、富、幸福を希求して個々人が努力できるものなのである。ただ生き抜くということは前向きには歓迎されない。これは、70年間のわたしの人生における米国の主要な文化的メッセージであった。

けれども、世界中の数十億の貧困に喘ぐ人びとにとって、痛み、悲惨、苦痛に耐えることに耐えることがいかに重要かをわれわれに蘇らせる。それらは、バーンアウトを訴える専門家や自身の内的資源（その人がもっている知識・技能・経験・体力等のこと）を使い尽くしてケアをする家族、医師、援助活動家、そして他の医療従事者がなぜバーンアウトするのかと問う代わりに、いかに耐えるのかと尋ねてみてはどうだろう。わたしが思うのは、耐え忍び、生き抜き、我慢をし、苦しむことについてである。いま流行の、表
であるばかりか、子どもたちと分かち合う道徳的・人間的なメッセージでもあるのだ。重篤な衰弱性の病いや事故の後遺症、終末期の機能低下や神経変性状態、そして命の尽きる数日を耐えていかなければならないことを意味しているのである。治療が転換期を迎えているとか、治療が奏功しない場合であっても人は「幸福」であり続けるといった希望的メッセージをメディアが発信し続けるのが必死なのである。死や喪失や回復の見込みがないことの苦悩を受け入れることは、医学における経験知の一部になるだろう。しかしそれは、欲望や個人の社会的野望を消費したり、痛みや患うことを科学技術的に克服しようとする現代文化に対するメディアの楽観的なメッセージに見合うものではない。

われわれの時代における困窮や失業、移住さらに他の社会的現実は、大規模な自然災害の体験とともに、富裕層の多くの人びとにとってもまた真実であり、重篤な衰弱性の病いや事故の後遺症、終末期の機能低下や神経変性状態、そして命の尽きる数日を耐えていかなければならないことを意味しているのである。治療が転換期を迎えているとか、治療が奏功しない場合であっても人は「幸福」であり続けるといった希望的メッセージをメディアが発信し続けるのが必死なのである。死や喪失や回復の見込みがないことの苦悩を受け入れることは、医学における経験知の一部になるだろう。しかしそれは、欲望や個人の社会的野望を消費したり、痛みや患うことを科学技術的に克服しようとする現代文化に対するメディアの楽観的なメッセージに見合うものではない。

人道主義的支援をする人びと、さらには容赦のない苦難や心身の重荷と直面する多くの人びとにとって、人間の体験における耐えるということの価値の再考が有効であることを証明している。患者やケアをする人、医師、援助活動家、そして他の医療従事者がなぜバーンアウトするのかと問う代わりに、いかに耐えるのかと尋ねてみてはどうだろう。わたしが思うのは、耐え忍び、生き抜き、我慢をし、苦しむことについてである。いま流行の、表

第Ⅱ部　　112

面的には楽観的な、たしかな健康や幸福に復帰することを意味する「レジリエンス」のことではない。痛みや喪失というみずからの体験の暗闇、あるいは患者や愛する人たちの痛みや喪失という体験の暗闇のなかで格闘している人たちは、こうした体験が後になってもなおその痕跡を残し、ふとしたときに思い出されるだけではなく、自分たちの人生を形作るということを知っている。

1960年前半、スタンフォード大学の医学生だったわたしは、ある若い女性患者を担当したことを思い出す〔三〕。わたしの役割は、ひどいやけどを負った結果、渦流浴〔四〕で壊死した組織を除去するという毎日の恐怖に耐えかねばならない彼女の手を握って落ち着かせることだった。彼女は、極度の苦痛のただなかにあって、痛みと恐怖で叫んでいた。激しく暴れる彼女を落ち着かせてコントロールするのがわたしに割り当てられた仕事だったのだ。悲惨な一日が終わった。翌日、彼女を援助するために何かできることはないかと試みたが、不毛に終わった。彼女の苦しみは世話をするわたしの感覚に襲いかかり、彼女を見ることすら苦しくなったわたしは、そのいたいけな少女に尋ねてみた。どのようにしてそんな恐ろしい処置に耐えているのかと。自分でもわかっていることだが、彼女に付き添うことに耐えていたしはほとんど耐えられなかったからである。彼女はわたしを見やり、まったくもって驚くべきことに、わたしの手を強く握りしめながら、みずからの体験を語ってくれた。そして毎日、自分の体験を語るようにわたしに語り続けてくれたのである。そうするうちに彼女は落ち着くようになり、スタッフも働きやすくなった。彼女は、生き続けるために耐えなければならなかった。しかも彼女は、臨床的に破壊的な役割をしてしまいそうになるわたしが耐えることを助けてくれた。だから耐えていたのである。われわれはどちらも、いまどきのことばの意味に照らせば、「レジリエント」(復元力がある者)ではなかった。彼女は耐え抜き、同時にわたしをもちこたえさせてくれた。彼女はわたしに、あらゆる書物や指導医の教育を超えたことを教えてくれたのである。

新進作家のE・S・ゴールドマンは、アルツハイマー病を患って自分の機能が破壊されていく体験をした妻のケアをするなかで、ケアすることがそこにあり、そうするべきだったからわたしは耐えたのだと話している。他者へのコミットメントというのは根源的なものである。このことは、進行性で終末期的な状態の疾患を患う妻のケアをするわたし自身が感じていることでもあったし、またわたしは、もちろん家族や親交のある人する多くの家族たちからも同じ道徳的・人間的な感情を耳にしてきた。ただ、ケアをすることの重圧に耐えることを選択しない人や、あるいびとのネットワークにいる多勢のなかには、ケアをすることの重圧に耐え切れず、脱落し他者や施設にケアの役割を譲った人もは身体的に疲れ切ってケアを続けることができなくなった人、いた。

患者たちは、快復の希望を抱いて、著しく衰弱していく苦痛に満ちた障害ともっとも辛い治療的介入に耐えている。しかし、多くの場合、快復には向かわない。それでもなお治療は続けられる。患者たちは生き残るために苦闘している。できる限りのことをしている。それが唯一の選択肢だからである。降参する人もいるし諦める人もいる。それでもなお、他の選択肢がないことに向き合い、まったく望みのない状況に耐えなければならないのである。大多数の人にとって自死は選択肢ではない。耐え続けなければならないのだ。

ここで、患者の多くが抱いている悲劇的な人生という見方に対して、患者たちは何を望むのだろうか。宗教や倫理学や美学は患者の多くが耐えるという営みにふたたび向き合う助けとなり、気持ちの支えや道徳的・人間的な意義をもたらす。それらは「いかに」耐えるかをサポートし得る「なぜ」を提供してくれる。人類学者で作家、また実存主義者でもあるマイケル・ジャクソンは、その著書『制限のなかでの人生』(五)で、貧困と孤独そして恐るべき内戦のトラウマに耐えているシエラレオネの田舎に住む友人たちのエスノグラフィーを報告している。友人たちは毎日、生活の場も含めて制限されたなかで、耐えるための取り組みとして、すべての患うことと並んで、愛や幸福そして美に感謝するのである。それは患うことを耐え得るものにする

だろう。中国研究家のマイケル・ピュエットは、古代中国の伝統からの教えを次のように述べている。人生における人としての目的や価値を築いていく営みは、それがどれほど苦しいものであったとしても、常に最後には、われわれはこの世界のあらゆる否定的なことがらに打ち負かされることになる。それにもかかわらず、われわれの為すべきことは、もっとも人間的なものを啓培し、敗北の最中にあっても為し得ることを手放すことなのである。

多くの医療者もまた、臨床的には見込みがなく敗北することがわかっていても、快復の見込みのない人をケアし、死にゆくことを支え続ける。財政的な資金不足や組織の一員としての負担義務、さらには慢性的な欲求不満のなかで働き続ける。いったい、医師や看護師、在宅ヘルパーさらには他の医療専門家たちに仕事を続けさせるものは何なのだろう。経済的かつ経歴的な報酬なのか、リタイアに備えたプランなのか、それとも明らかな選択肢が欠如しているからなのか。それらはすべて、一因には違いない。しかし、わたしが話をした多くの医療者はまた、次のような理由も指摘したのである。患者を助けようとする技術的かつ情動的な道徳的・人間的コミットメント、かならずしも改善が見込めない場合つまり満足のいく人生（そして死）を送ることが治療的に不可能なときに患者をそしてその家族をも支えていくこと、患者の人生に意義をもたらす同一の宗教的・倫理的・美的活動、そして多くの患者たちにとって良きことを為すことによって、みずからの体験世界に価値をもたらす永続的な情熱といった必要性からそうするのではなく、避けることのできない早期の死によって希望が潰えるときでさえも、あるいはみずから身体的・情動的資源が消耗されてしまうときでさえも、患者を慰めケアをするなかに満足と自己の存在価値を見出すのであり、そのために働き続けるのである。

患者と同じように、ケアする存在としての家族や専門家が耐えることは、ヘルスケア・システムの費用対効果からすれば、現在のところ評価されないだろう。けれどもそうした支援は、人間の体験と

は何か、ケアをすることとはどうあるべきなのかといったことのまさに中核にあるのだ。われわれの時代の文化的観念は、人生の終末と危機に盲目だったように思われる。人類の繁栄を強調し幸福な結果を称賛する一方で、人間的事態の現実を覆い隠している。医師は、自分たちがそうであるのと同様に、患者がある程度制限された生活を余儀なくされるなかで生きていかねばならないことを認識しながらも、最高の結果を達成するために懸命に働くことができる。このことは、われわれ一人ひとりが、いくつかの点で耐えることを学ぶ必要性を意味している。すなわち、そう在り続けることであり（六）、可能なことを為すことである。また、われわれに必要なことは、折に触れて、個人的にも専門的にも、われわれの努力と互いの関係について観察者のような第三者的立場から見つめることである。それは、他者の過酷な人生の旅の同伴者であるために、われわれ自身が強さと慈しみと勇気をもって耐えること、援助することを認識するためである。これらのことは、過酷な人生の旅を引き受け苦闘する特質となるのである。たとえ崇高ではないにしても、われわれ自身や旅の道行きをともにする人びとを価値ある存在として尊重することになり、たしかに深い人間性を産み出すのである。

註

一 『ランセット』誌「展望」の〈医のアート (The art of medicine)〉に掲載された次のエッセイの全訳である (www.thelancet.com Vol.383 January 11, 119-120. 2014)。How We Endure.

二 日本においても、近年、第二次世界大戦から文化大革命の時代を中国で生き抜いた日本人の語りが書物として出版されている。そこには、「耐えるということ」の究極の現実が赤裸々に描かれている。深谷敏雄著『日本国最後の帰還兵深谷義治とその家族』集英社、2014年。

三 この症例はおそらく次の著作で語られているものと同一と思われる。Kleinman, A., *The Illness Narratives: Suffering, Healing and the Human Condition*, Basic Books, 1988, xi-xii.［江口重幸・五木田紳・上野豪志訳『病いの語り』誠信書房、1996年、vii－viii頁］

またに本書50頁にある精神科医の質問の中に出てくる内容を指す症例であると思われる。
四　水治療法の一つとして用いられるもので、温熱刺激と渦流による機械的刺激を同時に与え循環の改善をはかろうとする治療。
五　Jackson, M., *Life Within Limits: Well-Being in a World of Want*. Duke University Press, Durham, 2011
六　クラインマンの鍵概念である「現前性 presence」を意味する内容である。

第Ⅲ部

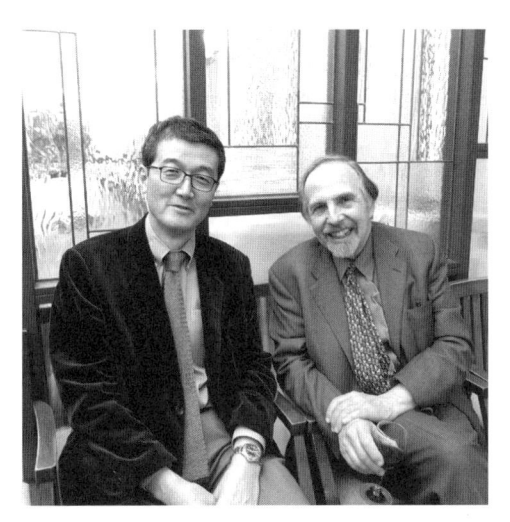

[写真：アーサー・クラインマンと江口重幸　京都にて]
Photo by Akira Kaito

第1章 ケアをすること (1)

アーサー・クラインマン

ケアにおける三つの逆説

皆さん、こんにちは。本日、このような機会に皆さんとご一緒にできることを大変嬉しく思います。また、日本を訪れるのはとても嬉しいことです。ただ、日本語で話せないことをお許しください。

今日はわたしが長年研究してきました「ケアをすること」と文化との関係についてお話をしたいと思います。拙著『精神医学を再考する――疾患カテゴリーから個人的経験へ』(2) の内容に関連した話になるかと思います。この著作の発行から25年が経過していますが、ここでふたたび、これに関してお話ししたいと思います。すなわち、精神科医療において生物学的要素のみを診るのではなく文化的要素を取り入れて診るとどういうことが起こり得るのか、ということです。

まず前提的なことです。今日の医学において、ケアをすることはどこに位置づけられるのでしょうか。ここでは、精神科医療領域に留まらず医療全般として広く捉えて話したいと思います。するとそこには、ケアに関する三つの逆説を提示することができます。第一に今日の医療においてケアが占める逆説的な位置、第二に医療教育におけるケアの逆説、第三には医療における科学的・技術的発展によりケアが逆説的に痛手を被っていること。今日はこれら三点について話をしたいと思います。

120

まず一点目の逆説についてです。医療におけるケアの位置ですが、医療においては、従来、ケアが医師の中心的な実践として位置づけられてきました。ところが時間の経過とともに、次第に医療実践の中心から外れていきました。医師たちはケアに充分な時間もお金も費やしていません。医学教育におけるカリキュラムにも同様のことが言えます。医療はこうした逆説を抱えているのです。しかも、ケアがいまだに医療の中心であると考えられているにもかかわらず、そうなのです。

次にふたつ目の逆説ですが、医学部生は卒業時に比べて入学したときの方がはるかにケアに関して関心が高く、そして実践も上手であるということです。つまり、医学教育のなかにはケアに興味をなくすばかりではなく、その実践すらできなくする何かが存在するということです。

そして最後の逆説についてですが、これに関連して18世紀半ばの偉大な小説家ジョナサン・スウィフト〔三〕がその作品のなかで述べた「穏健なる提案」を取り上げてみましょう。それは、裕福なイギリス人による貧しいアイルランド人への差別に憤りを覚えたスウィフトが、アイルランド人が生き延びるために極貧のアイルランド人の子どもを裕福なイギリス人（アイルランドの富裕層）に食料として売って生き延びてはどうかと提案した痛烈な諷刺的内容のことです。このような皮肉な提案を今日の医療に提案すればどうなるでしょうか。つまり、医学部は医学教育のカリキュラムからケアをすることをなくして、実際に中心的にそれに関わっている看護師や在宅医療者、ソーシャルワーカーや家族にそれを手渡せばよいという提案です。そうすると、どの医学教育者も医療部門の責任者も、医療において象徴的な位置を占めているケアを外すことなどと、んでもないと言うでしょう。

医療改革はケアをすることの条件を改善するのではなく悪化させる結果を招きました。医療改革における技術は、ケアをするという人間的行為の重要性を弱め、それに代わるものとしてヘルスケアという考え方で医療を支配するようになりました。たとえば効率性・評価・信頼性を高めるための電子カルテひとつを取っ

てみてもそうです。わたしも若いときに電子カルテの開発に関わったことがありますが、これも逆説ですが電子カルテには患者の病いの語りや看護師によるヘルスケアの体験やケアの記載はいっさい書かれることはありません。そして、こういう状態になってしまった理由も分からないままに、米国の病院の電子カルテには、ケアに関する記載欄すらなくなってしまったのです。

また、医療改革における技術の観点から見た他のふたつの逆説として、ひとつは医師にはケアに充てる時間がなさすぎるということが言えます。患者の数が多すぎると言われますが、実際には患者と交流し患者を診るというよりも、患者の話を聞きながらパソコン画面を見ている時間の方が長いのです。それから、薬理学の進歩という誇大広告に踊らされた結果、医師たちは患者個人やその体験を理解しようとするよりも患者を非常に単純化して「奇跡」の薬に依存する傾向に導かれていると言えるでしょう。

ケアをすることとその意味

では次に、ケアをすることとその意味について話をします。ケアをすることとは、辞書的な意味としては、他者のニーズへの配慮・手当てと言われています。特に子どもや高齢者、ある病弱者に対するケアを意味します。さらにエスノグラフィー的視点から詳細に見ると、ケアは、保護、実際的な援助、連帯意識などを含む個人的・集団的な人間的実践の体験であり、身体的、情緒的、対人関係的、道徳的・人間的な援助と言われています。そしてケアを語るとき、得てしてケアを受ける側のことやそのプロセスのことが忘れられがちですが、ケアをする側とケアを受ける側のプロセスやケアをする側との相互性も視野に入れる必要があります。ケアをする側と受ける側とのこうしたケアの実践は身体を通して行なわれる行為です。そして同時に、社会的対人関係のケアを含む生物社会的なものであると考えるべきです。

第Ⅲ部 122

さて、家族、仲の良い友人、そして苦しんでいる人たちのケアをするときの中核的な課題となるのは次の5点です。

（1）実際的な援助・支援。
（2）承認・認められること。
（3）肯定すること。
（4）情緒的援助。
（5）道徳的・人間的連帯と責任性。

そしてさらに中核的な課題として、経済・財政、法律、宗教、医学、心理学などに関する助言者との相談と連携・協調が挙げられます。

また、ケアのなかには「現前性」も含まれます。すなわち、たとえもう治る希望もなく、為す術のない状況に陥っても、患者とともに在るということです。たとえば、笑顔でケアをする娘とそれを受ける父親、母親の傍らに寄り添う娘。これらは、その場にともに在るという現前性の体験を映し出しています。その場にいること、在ること、これらがケアになるのです。

さて、道徳性とケアの位置づけですが、ここで強調したいことは、わたしたちが考えるべき、そして考える必要のあるケアとは実存的な行為であり、わたしたちの人間性や他者との関係性によって定義される真に重要で中核的な人間的行為のひとつであるということです。ケアをすることは、決して二次的・補助的な行為ではありません。たとえば、自分の家族の誰かが病気になったときに、ケアはもっとも重要かつ本質的な、わたしたちの関係性そのものを現すことになります。

ここで皆さんと共有しておきたいことは、皮肉なものの見方や的外れな誠実さがグローバル文化にはびこるなかにあって、ケアは、倫理的コミットメントの対象として真に価値あるもののひとつだ、ということです。こうしたケアが実際には社会のどこで行なわれているのかと言いますと、医療やそれ以外の専門職の領域ではありません。そうではなく、ケアの大半は家族や親しい友人、そして社会的ネットワークや小さなコミュニティのなかで行なわれているのです。

さらに、ケアをすることで興味深いことは、ケアに関わる人の地位に逆相関が見られることです。つまり、ケアは重要であるにもかかわらず、ケアの大半を担っているのは看護師やソーシャルワーカーといった下位の健康専門職なのです。家族もヘルスケア・システムでは最下位に位置づけられています。しかし家族は、実は一番高度なケアに関する知識を有しています。そして、世界のどんな社会を見ても、文化横断的にケアは女性の仕事として強く結びつけられています。たとえばわたしが現在暮らしているボストンでは、ハイチ、アフリカ、アイルランドからの移民女性たちがケアに携わっています。世界中に見られるヘルスケア・システムのなかで、政治、経済的にケアに関わる人への給料は低く抑えられているという現実がどこにでも見られます。

生きることの文化的側面

ここでケアの話題は一旦脇に置いて、文化的側面についてお話したいと思います。まず言いたいのは、人種とエスニック・グループによって健康を巡る不平等が存在する明白な根拠があるということです。貧しいマイノリティの人種・エスニック・グループは制度上、一層劣悪な健康状態に置かれているとの結果が出ています。マイノリティの人びとからヘルスケア・サービスへの大きな不満の声が挙がっています。彼らの文

化が充分に考慮に入れられていないのです。文化は医療の経験と進化に大きな影響を与えるので、効果的なケアを行なうためには非常に重要な、決定的な構成要素になっているのです。

では、文化というのはいったいどのように重要なのでしょうか。この点について考えていきたいと思います。文化をもっているのはマイノリティだけではありません。すべての国、社会にそれぞれ異なる文化があります。日本と米国でも文化は異なります。そして、医療自体もひとつの文化と言えるでしょう。たとえば米国と日本を比較しますと、死という問題を考えるとき、何をもって死と捉えるでしょうか。脳死の問題は日本では大きく取り上げられ議論されていますが、米国ではそういった議論はありません。一方で中絶の問題は米国では大きな課題となっていますが、日本ではそこまで取り上げられてはいません。こうしたことが文化の違いとしてあるのです。

過去20年以上の間に、世界の多くの社会で文化を考慮に入れるという考え方が受け入れられるようになりましたが、その考え方のモデルはあまりにも単純化したものでした。たとえば20年前、わたしはある大企業の製薬会社から高額な予算を提示されて小型プラスチック製の索引カードを制作するよう依頼されたことがあります。エスニシティ別になった患者用の索引カード制作でした。これは、ステレオタイプに基づいた考え方です。たとえて言えば、米国在住の日本人患者用に、質問を並べた索引カードを制作するというばかげたことなのです。日本と米国にはそれぞれさまざまに洗練された文化があり、それはきわめて多様かつ広範に異なる多元的なものであるにもかかわらず、その文化を静的で不変的、均一的なものと捉えるステレオタイプな見方で患者を診ようとするのは、ばかげています。すべてのアメリカ人はこうだ、すべての日本人はこうだというように決めつけるのですから、あまりに単純化したものの見方と言わざるを得ません。フランス人はこうだというように決めつけるこの巨額な予算が受け取れる依頼はお断りしました。だから学者は貧乏なのです（笑）。

文化はモノではなくむしろプロセスです。文化とは、誰かと語り合ったり、食事をしたり、街を歩いたりといった日常的な暮らしにおけるプロセス、日常生活に集う人びとが感情を表現したり道徳的・人間的な意味を醸し出す暮らしを通したプロセス、それが文化であると理解した方がより有用でしょう。

文化のプロセス

　それでは、「文化のプロセス」とは何でしょうか。それは異なった状況において何がもっとも問題になっているのかを素早く捉える鋭い注意力です。わたしは今日、京都から東京に新幹線で移動して来ました。車内の周囲の人たちは、下車するときに弁当箱等の食べ残しのゴミを持っていました。ボストンでは誰ひとりそういうことをしません（笑）。もしボストンでそういうことをすると何か間違った行為と見なされます。ゴミを持って下車する文化はとても日本的ですし、日本人はそういうところに注意を払っています。つまり、このように異なった状況において何がもっとも問題となっているのかを素早く捉える注意力も文化のプロセスに含まれるのです。そして、対人的な結びつきを熱心に発展させるのも文化です。どのように、誰とともに、何を重要と見なし発展させるのか、そうしたことが文化のプロセスになっていきます。さらにまた、宗教的な実践を真剣に行なうことも文化のプロセスです。お墓の周りを掃除したり読経したりといったことです。信仰だけでなく実践こそ文化になります。文化はまた常識でもあります。ある文化の常識が他の文化の常識であるとは限りません。私的な空間は清潔です。一例を挙げましょう。米国で暮らしていると、公共空間を清潔にするという常識はありません。私的な空間は清潔にしますが、公共空間を綺麗にすることにはさほど頓着しません。けれども日本の公共の場はとても綺麗です。アメリカ人の基準から見ると度を超しているほどです。日本に滞在していると、わたしはそれに神経質になってしまいます。

さて、文化はアイデンティティでもあります。ではアイデンティティとは何でしょうか。日本人と言うとき、皆さんはどのようなものを想定し同一化しているでしょうか。わたしが自分をアメリカ人と言うとき、そこにはあるアイデンティティが提示されています。それを説明するためにジョークをひとつ紹介します。米国では、非常に異なるふたつのタイプの人を比較するとき、ニューヨーク育ちのニューヨーカーとテキサス育ちのテキサス人を比較します。わたしはニューヨーカーですが、ニューヨーカーは頭の回転はもちろん、万事が速いという特徴があります。その一方で、テキサス人はとてもゆったりしていて、大きなものが好きという特徴があります。これを揶揄したジョークです。このジョークは笑って欲しいのですが……。「ニューヨーカーとテキサス人が一緒にいて、お互いに自慢話をしています。テキサス人が、〈俺のもっている土地はとびきり広いんだ。朝から一日中車で走っても向こうに着かないほど広いんだ〉と、その土地の大きさを自慢したところ、ニューヨーカーはすぐさま、〈俺も昔はそんなスピードの出ない車を持っていたさ〉と」。このジョークは通じましたでしょうか。どうも受けなかったみたいですね。これは英語では受けるジョークなのですが(笑)。ともかくこれがアイデンティティというものなのです。

では、次に意味の「具現化」です。わたしたちは身体を通して文化を学びます。立ち居振る舞いを学んでいます。文化は、身体を通して表現されているのです。わたしはヨーロッパで講演をしているとき、聴衆のすべてが白人であっても誰がアメリカ人なのかすぐにわかります。アメリカ人は身体をゆったりとリラックスさせて椅子に座っているのですが、ヨーロッパ人、特にドイツ人は背筋を真っ直ぐに伸ばした姿勢で座っているからです。この例でもわかるように、あなたが誰かのケアをするとき、身体を通して自然にケアの意味が具現化されているのです。ケアは、内側に在るのではなく、外在化されてケアをする側とされる側との間に身体を通して現れる行為なのです。メ付言しますと、生物医学にも文化があります。その文化は病院やクリニックの場で表現されています。

ンタルヘルス、精神科医療においては世界中で見られることですが、文化は患者のスティグマの伝達に寄与しています。これが文化的な現象です。

説明モデル

1970年、わたしは、社会・文化がどのように病いに影響を及ぼし、そして病いから影響を受けるかを理解するために、ある技法を導入し、そのアプローチを「説明モデル」と呼びました。ケアをすることのなかには個人的なものだけではなく文化の違いが反映されていますから、患者とケアする人との間には病いを説明するための異なるモデルがあるかも知れないと考えたのです。「説明モデル」では、病院やクリニックなどの臨床の場で文化を重視するために以下のようないくつかの質問をします。

「この問題を何と呼びますか」

ここでは、最初から「病気」ということばは使いません。なぜなら、家族や患者は問題を病気とは語らないからです。

「この問題の原因は何だと思いますか」

「この問題はどのようなプロセスを辿ると思いますか。それは、どの程度深刻なものですか」

「この問題は、あなたの身体の内部で何をすると思いますか。それは、あなたの身体とこころにどのような影響を与えますか」

「この状態であなたがもっとも恐れることは何ですか。治療についてあなたがもっとも恐れることは何ですか」

「説明モデル」によって、わたしは米国でとても有名になりました。このモデルは米国のどの医学部でも

用いられるようになりました。けれども、このモデルには問題もあることがわかってきました。わたしはこれらの問いが医師と患者の対話の契機となると考えていたのですが、しかし実際に起こったことは、生物医学の文化はその対話をストップさせてしまったのです。米国の医学部生や研修医は、これらの質問をあたかも「モノ」であるかのように使い始めてしまったのです。たとえば、血液検査をした際の血中の赤血球や白血球等の成分は常に変化するにもかかわらず、たった一度の検査データで判断してしまうように、これらの質問をたった一度聴取しただけで、その結果を断定的に扱うような用いられ方をするようになったのです。このように、これらのモデルは文化的な固定観念として使われるようになってしまいました。説明モデルは、ですから、このような単純化されたステレオタイプではない方法で、対話を促進するために使われるように、ケアをする人と受ける人との間で活きるオープンな質問にしていくことが大切です。主にケアをする人と受ける側との対話を促進するように使われることが必要なのです。

ケアすることへの文化的アプローチ

DSM-Ⅳからそうなりましたが、DSM-5でも文化的要素を取り入れたアプローチが含まれるようになりました。

それは6段階から成っています(四)。

［ステップ1］エスニック・アイデンティティ。

［ステップ2］何がもっとも問題となっているのか。
［ステップ3］病いの語り、個人や家族の物語。
［ステップ4］心理社会的ストレスおよびサポート。
［ステップ5］臨床的関係における文化の影響／ケアをすること。
［ステップ6］あらゆる文化的アプローチの諸問題。

　ここで特に強調したいのはステップ6です。例を挙げて説明したいと思います。文化的アプローチは、医学や薬学だけではなく法学や裁判システムにおいても重要度を増してきています。それは、ある中国人調理師が普段よりも早く帰宅したとき、ニューヨークのチャイナタウンでのことでしたが、その調理師の妻が他の男性とベッドをともにしているのを目撃し、妻を殺害したという事件でした。この事件の裁判で被告弁護人は、中国では文化的な観点から妻が不倫をしている場合は妻を殺すことが許されてきた歴史があると弁護したのです。この弁護は激しい憤りを喚起しました。原告側は3点を取り上げて反論を展開しました。そのような中国の考えは千年も前のことであって現在では通用しないこと、そしてこの事件は米国で起きたものであること、この文化的アプローチは中国の文化を女性の地位が低いと見なすステレオタイプな見方で固定観念化してしまう危険性があること、この3点でした。

　それでは、ステップ1のエスニック・アイデンティティについてはかなりお話ししましたし、ステップ2〜6に関しては日本語に訳されたものがありますから（五）、次に進むことにしましょう。

ケアの実践的な意味と医療におけるケアの再活性化

臨床家ができるもっとも重要なことは、臨床的相互関係のなかで患者一人ひとりにとって何が一番問題になっているのかを見出すことです。単純化された文化の違いを超えて、患者一人ひとりに焦点を当てて、その状態を診て特定の治療、特定の時間においてもっとも重要になっている問題は何かを見出すこと、それが臨床家に求められています。

一、文化的アプローチ

われわれはいかにして、これらのケアと文化的視点をうまく組み合わせることができるのでしょうか。医療の場や家族におけるケアを改善強化するためにどのように文化の視点を取り入れることができるのかについて考えていきたいと思います。そのためには、まず一点目として、医学部生、看護学部生、作業療法士、理学療法士、ソーシャルワーカーを目指す学生の初年次教育として、重度の障害を生きる患者とその家族や友人が当の患者にどのように接してケアをしているのかを体験的に学んでもらうものです。二点目として重要なのは、将来患者に関わる仕事をする学生たちに、臨床が始まる前にミニ・エスノグラフィーを書いてもらうことです。家族やネットワークの文脈のなかに生きる患者を実際に目で見て、家族はどんな感じか、ネットワークの問題点は何かなど患者の体験を観察し記述するものです。これをミニ・エスノグラフィーと
でケアの体験を一週間ほど実践することが重要です。その実践では、食事や入浴、着衣や排泄、移動の介助も体験することになります。ヨーロッパの多くの大学、とくにライデン大学ではこのような体験学習を取り入れています。しかし、米国の大学ではまだ少数です。この体験学習は、重度の障害を生きる患者の家族のなか

言います。

さらに、それに続く年次には、看護師、理学療法士、家庭ヘルパー、ソーシャルワーカーなどの専門職がチームとして協働して、お互いに対等な立場でそれぞれに専門性をもった同僚として患者のケアを体験してもらうのです。このような体験を積むことで、将来のヘルスケアではヒエラルキーがなくなり、対等な立場でチームとしてお互いに尊重し合いながら仕事をすることになるでしょう。そして、学生や研修医による家庭内でのヘルスケアのなかで長期的にケアをしていく臨床体験が必要になるでしょう。また、学生のケアをすることのスキルに対するシステマティックな評価も必要です。すなわちそのスキルが足りないときには試験を受けて落第するような評価システムを教育に採用することが重要になるのです。

二、医療施設における実践

大規模な経済的・人的資源をケアに投入することが求められます。先にも述べましたように、電子カルテにケアのプロセス尺度を組み込むこと、ケアをするスキルを臨床家の能力の中核的な適性として評価することなど、要するにケアのプロセスと結果に関する研究を刷新することが重要です。

三、ケアをする専門家としての医師の強化

わたしたちは、専門的な場におけるケアに報奨金を与えるために財政的制度を変革する必要があります。そして、ケアをすることに関する中核的なスキル教育を改善しなければなりません。

また、わたしたちは、医師や看護師、そして病院という環境のなかで仕事をする誰もが「お役所的なやり方」を超えて、ケアをすることとは常に、道徳的に充分訓練された人間的なものであることを理解する必要

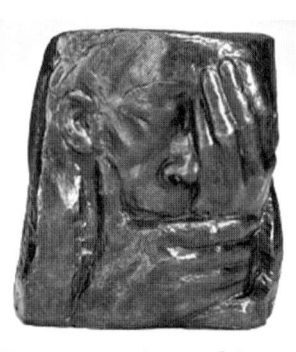

があります。現在のヘルスケア界を支配している経済用語のなかに「ケアをすること」ということばを補完して政策とプログラムに反映させるべきなのです。

それでは、これから何枚かの絵や写真をお見せしましょう。そこには、わたしが話したことがより生き生きと人間的に描き出されています(六)。

・ケーテ・コルヴィッツ作「嘆き――エルンスト・バルラックの想い出に(悲嘆)」(七)　この作品(図Ⅲ―1―1)は、ケーテ・コルヴィッツによるエルンスト・バルラックの想い出のなかの悲嘆です。ここには病むことの苦しみが表現されています。ただたんに血糖値がどうだとか病気の技術的な問題だけではなく、病むことは根源的な苦しみであることが表現されています。

・20世紀初頭の米国中流階級の保健師の家庭的ケア(八)　これは、1920年代の米国の中流階級の病院です。ここには、まるで個人の家庭といった雰囲気があります。米国の病院がいかに変化してきたかがわかります。つまり、自分の使用人を連れているのです。つまり、自分たちの介護者(ケアをする者)を病院に連れてきているというわけです。現在はこのような病院は存在しません。現在の病院には、患者自身の家庭のような空間はありません。
病院は感染症を恐れるあまり冷たく味気ないものになり、家庭的な要素を取り入れた空間をなくしてしまったのです。かつては現在よりもケアがしやすかったと言えますが、このような家庭的な空間の欠如が、今日の医療におけるケアをむずかしくさせています。

図Ⅲ-1-1　コルヴィッツ「嘆き――エルンスト・バルラックの想い出に(悲嘆)」[Käthe Kollwitz: Lamentation: In Memory of Ernst Barlach. 1938]

・米国の病院サービスの宣伝ポスター（九）　これは1950年代の米国のポリオの小児病棟です。その当時に比べると医療もずいぶん変わりました。現在ではこのように多くの患者たちがひとつのオープンスペース病棟にいるということはありません。現在ではもっとスペースもこれも病院に人間性があるとは言えませんが、1920年代の写真もこれも病院に人間性があるとは言えませんが、1920年代の方がまだ人間的だと思います。

・手術の準備をするアメリカ人女性とその友人（一〇）　病院はひとりで自主的に行くところというイメージがありますが、これを見ると、患者たちは、病院やクリニックでさえ他者に伴われています。

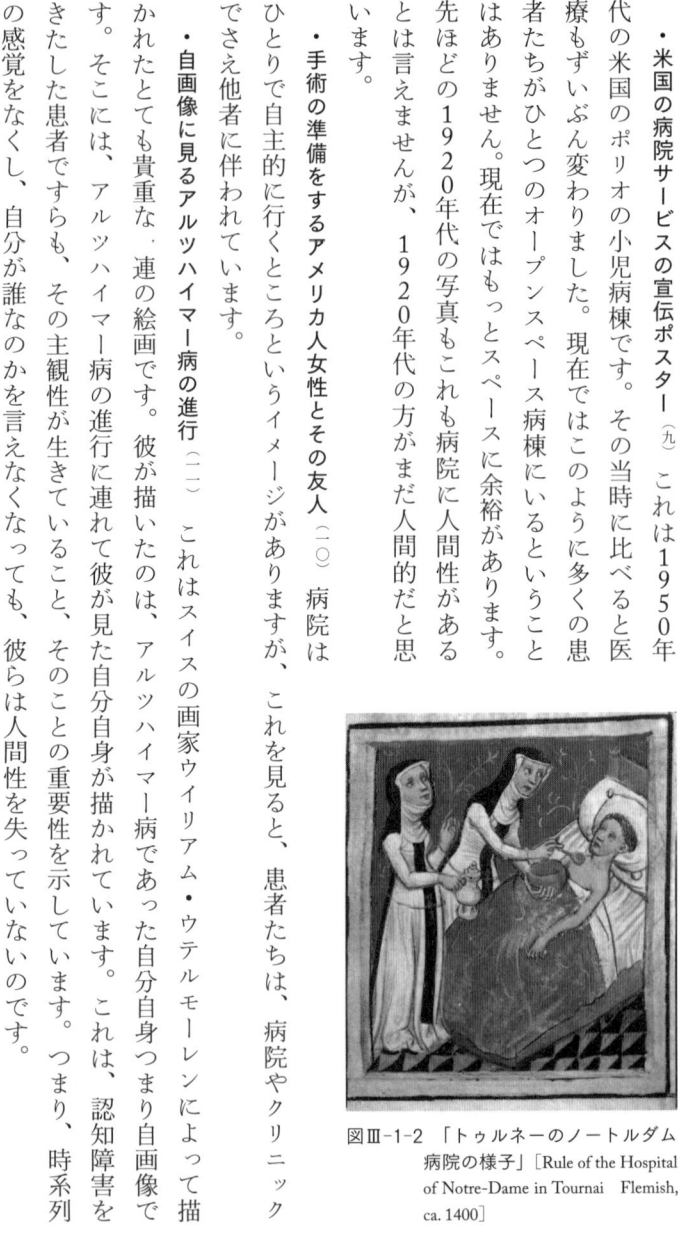

・自画像に見るアルツハイマー病の進行（一一）　これはスイスの画家ウイリアム・ウテルモーレンによって描かれたとても貴重な一連の絵画です。彼が描いたのは、アルツハイマー病であった自分自身つまり自画像です。そこには、アルツハイマー病の進行に連れて彼が見た自分自身が描かれています。これは、認知障害をきたした患者ですらも、その主観性が生きていること、そのことの重要性を示しています。つまり、時系列の感覚をなくし、自分が誰なのかを言えなくなっても、彼らは人間性を失っていないのです。

・トゥルネー（ベルギー）にあるノートルダム病院の様子（一二）　この絵画からは、ケアをすることがいかに昔から行なわれていて普遍的なものであるかがわかります。この作品（図Ⅲ-1-2）は1400年代、つまり15世紀に描かれたフランドル画です。この作品は、西洋文化のなかでケアをすることが宗教から生まれてきたこと、そしていかにケアをすることが古くから行なわれてきたかを示しています。

図Ⅲ-1-2 「トゥルネーのノートルダム病院の様子」［Rule of the Hospital of Notre-Dame in Tournai　Flemish, ca. 1400］

第Ⅲ部　　134

・レンブラント作『病床のサスキア』1640年（一三）　ケアをするというテーマは、世界中の何人かの偉大な芸術家たちのこころを惹きつけ、思索させ、そして描かれてきました。この作品（図Ⅲ-1-3）はレンブラントが17世紀に描いたものです。妻と、ともにいる家族、そのレンブラントが臥床する彼の妻にケアをしています。家族が臥床する彼の妻にケアをしている姿が描き出されています。レンブラントはケアをすることの重要性、その関係の重要性を表現しているのです。

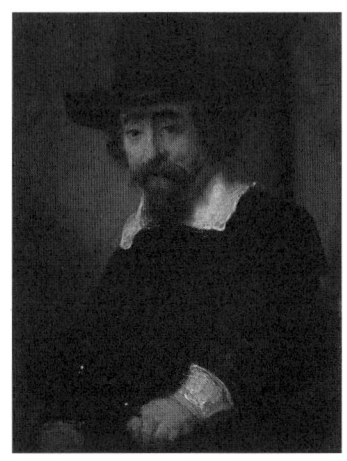

・レンブラント作『男性の肖像――おそらくエフライム・ブエノ医師』1647年（一四）　これもレンブラントによるものです（図Ⅲ-1-4）。ケアする人の顔です。ケアする専門家としての医師の顔です。その表情を見てください。共感への感受性、他者への関心、純然たる感受性があり、患者と深く共鳴する医師の表情が描かれています。病いを抱える患者と深くつながるなかで、患者の苦しみが医師の表情に映し出され、描き出されています。

・雲崗石窟（一五）　これはケアすることが世界中で行なわれていることを示す仏教画です。中国の非常に古い仏教徒の雲崗石窟です。釈迦が貧しい人や病んでいる人、そして年老いた人、亡くなった人に出会っている姿が表現されています。皆さんご存知のように生老病死の仏教の中核的な教えです。

・病人を癒やす（一六）　これは敦煌の莫高窟壁画の

図Ⅲ-1-4　レンブラント「男性の肖像――おそらくエフライム・ブエノ医師」［Rembrandt van Rijn: Portrait of a Man, probably Dr Ephraim Bueno, 1647］

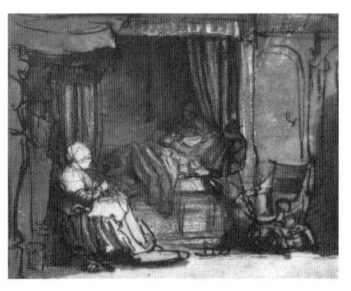

図Ⅲ-1-3　レンブラント「病床のサスキア」［Rembrandt van Rijn: Saskia in Bed, 1640］

第1章　ケアをすること

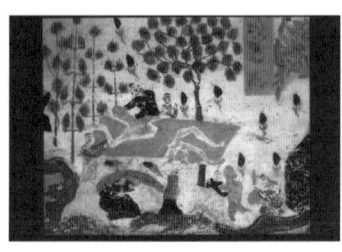

ひとつです（図Ⅲ－1－5）。ここにも、6、7世紀の仏教におけるケアの在り方が表現されています。

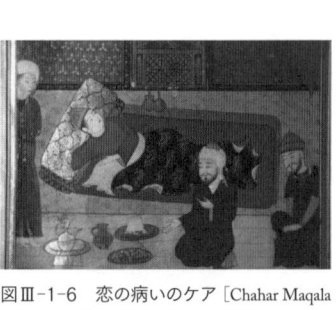

・恋煩（一七）　15世紀アフガニスタンで描かれた恋の病いのケアをする作品です（図Ⅲ－1－6）。
・恋の病いの治療（一八）　これは17世紀に日本で描かれた作品（図Ⅲ－1－7）です。興味深いことに恋の病いへのケアが描かれています。
・病児の手当てをする母親と祖母（一九）　これも日本におけるケアをすることを表現した作品です（図Ⅲ－1－8）。
・患者とともにいる癒やし手（二〇）　文化が大きく異なるアフリカの石像です。癒やし手の手は患者の身体に置かれ、癒やし手と患者の関係の重要性が表現されています。
・ルーク・フィルデス卿『医師』（二一）　これはルーク・フィルデス卿の有名な作品です（107頁、図Ⅱ－3－1参照）。19世紀末というと医師が患者にできる技術的なことは限られていました。しかし、彼らは患者とともにいることができました。これが「現前性」という考え方です。この作品には、重病に罹って瀕死の状

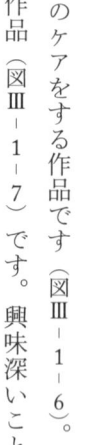

図Ⅲ-1-5　病人を癒やす［Dunhuang Cave 302. Interior, Dunhuang, Gansu, China——Ceiling, west: healing the sick. Buddhist, 581-618 AD.］

図Ⅲ-1-6　恋の病いのケア［Chahar Maqala Herat, Afghanistan, 1431］

図Ⅲ-1-7　「恋の病いの治療」［岩佐又兵衛。1578-1650］

態にある幼女が病人として描かれています。その子どもの隣で、どこが悪いのかを何とかして見出そうとする、患者とともにある医師の姿がいます。その背景に彼女の母と父がいます。

・レンブラント作『ユダヤの花嫁』(二三)　偉大な画家レンブラントの作品です(図Ⅲ−1−9)。結婚におけるケア、結婚そのものがケアであることが表現されています。

・ピカソ作『病んだ女性のベッドサイドで』(二三)　これも偉大な画家ピカソの作品です。とくに注目して欲しいのですが、患者の頭とケアをする人の頭が融合してひとつになっているところです。この状況で、まさにケアをする姿が描かれています。

・ミケランジェロ作『ピエタ』(二四)　西洋の伝統的なキリスト教社会では、ケアすることは中核的なテーマなのです。これは、ミケランジェロによって表現されている彫像の聖母マリア像と、亡骸のキリスト像です。聖母マリア像とキリスト像の間に存在するケアが表現されています。

・フォーゲル・エンガマン共著『苦難のとき——アメリカ・ニグロ奴隷制の経済学』(二五)　米国の市民権運動が起

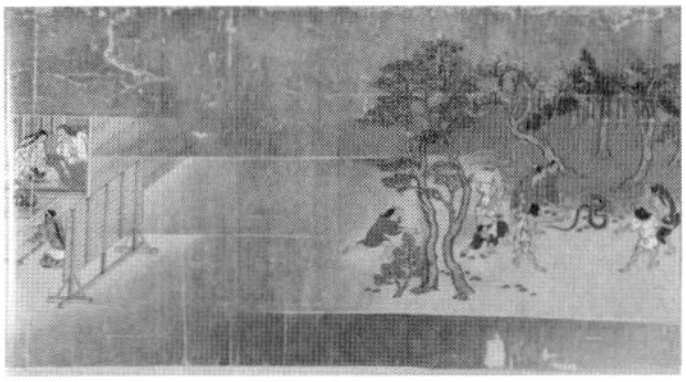

図Ⅲ-1-8　「病児の手当てをする母親と祖母」[春日権見験記：日本, 1925-36]

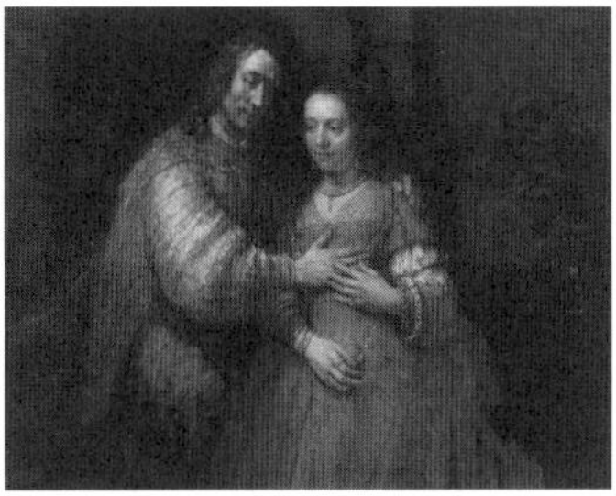

図Ⅲ-1-9　レンブラント「ユダヤの花嫁」(イサクとリベカ)[Rembrandt van Rijin: The Jewish Bride, 1664]

137　第1章　ケアをすること

こった頃、黒人の奴隷制のときの体験は、しばしば十字架への磔の受難のときのように語られました。受難に対する反応として、ケアをすることが語られたのです。このように、ケアをすることには医療におけるケア以上に広範で重要な意味合いがあるのです。

・結核／HIV患者とその家族[28] 南アフリカからの写真です。結核・HIVエイズ患者の周りに家族がいます。ケアすることは社会的現象であり、家族のことであり、友情でもあり、人と人の関係性を表わすのです。

・ピカソ作『医学生の頭部』[27] 1950年代にピカソは、「医学生の頭部」と題する作品を描きました（図Ⅲ−1−10）。アフリカの仮面のように描かれている方を見てください。ピカソはとても重要なことを見抜いています。医師や看護師、ソーシャルワーカーや作業療法士、理学療法士などのすべての医療者は、仕事を始めた当初は患者や家族がケアの苦しみを体験していることにこころを開き、両方の目を開けています。しかし、ほどなくして、片方の目が閉じられていきます。これは一面では、医師や看護師などの医療者が感情に圧倒される体験から身を守り臨床的に患者と距離を取ることになるので、よいことなのかも知れません。しかし、ピカソがここで訴えていることは、おそらく医学部の教育課程のなかでは両目を閉じてしまい、やがて人間として患者と向き合うことを忘れ、自分の給料や要求、あるいは自分自身の悩みの方に気を取られ、患者の苦しみを忘れてしまうということです。臨床の場で忘れてはならないことは、医師や看護師の苦しみよりも患者の苦しみに目を向け、畏

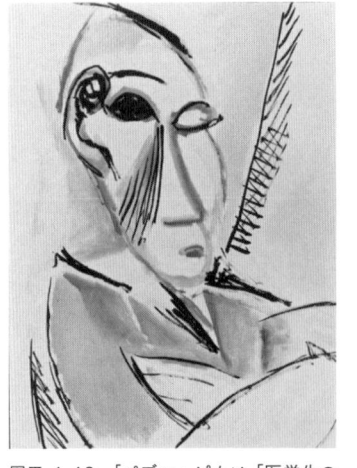

図Ⅲ-1-10　［パブロ・ピカソ「医学生の頭部」（アヴィニョンの娘たちへの習作）1907　〔©2015-Succession Pablo Picasso-SPDA (JAPAN)〕］

怖の念を抱くべきであるということです。わたしが述べているのは、社会や医療制度が医療や精神科領域でわたしたちがもっとも行なわなければならない基本的なケアの妨げになっているということです。わたしたちはもう一度基本に立ち返り、他者への何気ないケアがわたしたちの暮らしのなかでもっとも重要な核となることを認識しなければなりません。ケアをすることはわたしたちの暮らしにおける高潔な行為なのです。ケアをすることはわたしたちの道徳の根幹をなす道徳的・人間的行為そのものなのです。患っている人たちだけでなく、わたしたちの世界に対する道徳的・人間的行為なのです。子どもや老人、障害者、病人への一分一秒、何百、何千、何百万というケアによって世界は成り立っているのです。

これこそ、わたしたち自身がしっかりと見つめ、関わっていかねばならないことです。わたしたちの人生が、そして世界のなかでもっとも基本的な行為が他者をケアすることなのです。わたしたちはケアを普及できるようにしなければなりません。そして、病院やクリニックにおいてケアをすることとは何か、家庭、家族のなかでのケアとは何か、これらについて認識しなければなりません。わたしたちが行なうべきもっとも基本的で大切な目標は、ケアをすることこそが最重要であることを再認識することなのです。

◎質疑応答

質問 1980年代にクラインマン先生が行なった中国での神経衰弱の調査研究についてお聞かせください。

クラインマン 1960年代の台湾からわたしの研究は始まったのですが、1978年に中国に行き、文化大革命のサバイバーの人たちに対するプロジェクト研究を初めて行ないました。そこで、多くの人が文化大革命のなかで暴力を受ける最悪の体験をしていたことが明らかになりました。そして、神経衰弱に苦しんでいることがわかりました。ここからふたつの疑問が出てきたのです。ひとつは、神経衰弱とは何かということ

139　　　第1章　ケアをすること

です。神経衰弱という診断名は米国で19世紀に生まれたものですが、研究当時の米国ではすでにその用語は用いられていませんでした。いまひとつは文化大革命における苦痛・暴力と神経衰弱の発症との関連性についてです。

当初わたしたちは、それらの患者を再診断して神経衰弱ではなく「うつ病」と診断名を変えることができるのではないかと考えました。しかしそれでは、神経衰弱とは何かを理解するには不適切であるとわかりました。仮にうつ病と診断すれば、当時の中国では心理療法はほとんどなかったので薬物療法を行なうことになります。しかし、薬物療法を行なっても、患者たちは彼らの病気とともにあった政治社会的問題が解決しない限り回復はしなかったのです。そこでわたしは、神経衰弱の個人的・集団的意味について理解を深めることが重要だと判断しました。

患者たちの神経衰弱症状は、眩暈（めまい）、易疲労性、そして痛みの三つがありました。痛みにはあらゆるタイプがあり、さまざまに異なっていました。彼らはわたしに、苦しみやケアをするなかでもっとも重要なことについて語り始めたのですが、それによってわたしは、これら三つの症状が、文化大革命における根源的な反応であることを発見したのです。つまりそれらは文化大革命の体験によって引き起こされていたのでした。まずひとつ目の眩暈ですが、これはまさに人に眩暈を起こさせる政治的キャンペーンに対する眩暈だったのです。ふたつ目の易疲労性は、中国自体の疲弊、すなわち急進派による悪意のあるキャンペーン活動への疲弊だったのです。三番目の痛みですが、これは当時の政治的状況に対する痛みを表わしていました。わたしはこの研究において、苦しみの体験が何によって引き起こされているのかを知ることが一種のケアとなる可能性を強調しました。

1978年、1980年、1981年、1983年……と研究調査を行ないましたが、その後、研究への参加協力者から多くの手紙やメールを受け取りました。つまり、研究活動そのものが神経衰弱の治療につながる

第Ⅲ部　140

っていたのです。わたしは初めて、彼らの声に耳を傾けることになったのです。手紙やメールには政治社会的状況における苦しみに初めて耳を傾けてくれたことへの感謝のことばが綴られていました。わたしの研究調査は、神経衰弱を患っていた彼らにとっては、政治社会的状況の話を初めて聴いてもらえた体験となっていたのでした。彼ら自身が感情を表現し、こころからの感謝のことばを手紙やメールにしてわたしに送ることが、研究調査を行なってすでに30年も経ちますが、彼らへのケアになっていたのでした。このように、研究調査を通して、研究調査それ自体がケアの機会を与えるスタイルとなることを教えられました。研究調査が患者さんに違和感をもたらしたり孤立化させたりするのではなく、そこにケアすることを盛り込むことは実際に可能であると思っています。

＊　＊　＊

質問　ケアを受けることのプロセスについて、およびケアをすることの異文化間の違い、米国の医学・医療組織の在り方についての質問。

クラインマン　最初にふたつ目の質問からお答えしましょう。疑いもなく、世界に均一化したバイオメディシンのトレーニングと実践が、特に研究領域で世界中に拡がっています。実際のところ、米国とドイツのバイオメディシンのヘゲモニー（覇権・主導権）は20年前の方が現在よりも強力でした。現在では、かつてよりも多様な研究がなされています。米国のバイオメディカル・モデル、プロセス、システムの主導権は、多くの機関によって伝播しています。たとえば、WHO（世界保健機関）や、USAID（米国国際開発庁）などの大きな開発組織によって、インターネットやグローバリゼイションを通して世界中に拡がっています。政治経済も大きな影響を及ぼしています。新自由主義がそれに拍車をかけているのは疑う余地がありません。政治経済も大きな影響を及ぼしています。たとえば医学倫理は研究をする際に世界中のどこで研究をしていても国際雑誌に論文を提出しようとするときには国際的な基準や倫理規定を遵守するように圧力をかけることができます。それによって医学倫理に直接

主導権を握られていることになります。これは覇権（主導権）がどのように行使されているかを知る強力な例です。アジア諸国を見ても、中国、日本、韓国社会における東洋の儒教思想が医学倫理に重要な役割を果たしているでしょうか。そうではありません。米国だけでなく広範にわたる文化の主導権はいろいろな意味で問題であると思っています。しかし、世界で何が起こっているのかを注視していく必要があるでしょう。それでは、世界で何が起こっているのか見てみましょう。

中国の例を見てみましょう。今日の中国の急速な発展によって、中国の医療に対する信頼性がひどく失墜しています。例を見ないほどの医者への信用失墜が起こっています。現在の中国において、患者が病院で劣悪な体験をすると、患者は病院を非難し、病院の窓を壊し、望む補償金を得るまで医師や看護師を殴るなどといった事件が日常的に相次いでいます。このように、専門的なケアに対する信用失墜が起こっています。中国でいま何が起こっているのかと言いますと、医療への不信から医師自身が自分の子どもを病院に行かせないようにしているのです。このような不信の源は、これまでの医師と患者の関係性と無縁ではありません。多くの汚職・不正が社会生活全般に拡がっていて、それが医療現場でも行なわれているということです。医師から特別なケアを受けるために赤い袋にお金（賄賂）を入れて渡します。そのために患者の医師への期待は高まり、その分、期待通りにしてくれなかったときの憤慨も増します。中国の中流階級の人たちは、より高い基準を要求してきています。彼らは薬局で購入する薬の成分が本当に含まれているのか知りたがっています。これは、中国の社会的発展のなかで起こってきたことです。これまでの歴史とその発展のなかでもたらされたものなのです。
これらの現象は、米国や医療の均一化がもたらしたものではありません。ヘルスケアとケアをすることに関する問題について世界を見渡すと、これらの問題はそれぞれの国・地域の問題とグローバ

ルな影響が相まって出現しているように思われます。

それではもうひとつのあなたのご質問に答えましょう。ケアをする者とされる者との関係性についてです。わたしは、市場モデルはケアをする者とされる者との関係性の良いモデルとは言えないと考えています。いま、この点についてわたしは執筆している最中です。わたしは、市場モデルはケアの役割を担っています。しかしケアをすることは、文化人類学でいう「贈与交換」が良いモデルだと考えています。ケアを受ける側の期待やニーズに沿った手助けをケアをする側が贈与し、受けた側は、それに報いようと積極的に手助けをする贈与の交換モデルです。このギフトはすぐにその場で交換できるものではなく、長いお互いがやり取りをする贈与の交換モデルです。なぜならば、たいていのケアは長い時間、家族やネットワークのなかで行なわれているからです。それらは、スポンジが関係性の歴史という水をたくさん吸い込んでいるかのように、お互いが必要と感じたときにお互いの義務や責任を絞り出したり、それに対して報いようとする多くのことがらをお互いに贈与として交換し合っているのです。その例をお話ししましょう。

初めに述べていることです。ある通りで車が停車しました。なかから ふたりのお年寄りが出てきました。いま執筆中の書物のして、車の後部座席にいた 30歳代の男性、おそらく彼らの息子だと思いますが、ふたりは彼の手助けをしていました。重度の障害を抱え、その首から下の身体は麻痺しているようでした。年老いた両親は息子を車椅子に乗せて、飲みものを与えました。しかし彼はそれにむせてしまったのです。両親は息子ができるように息子の身体を前に屈ませて喉に詰まった物を吐き出させました。そうして汚れた顔を拭いてあげたのです。息子のこの状況を乗り切ろうとことばを交わし続けていました。こうしたことが行なわれている間、両親と息子はこの状況を家族で乗り切る自信がもてるその会話に参加していました（二八）。これが良い例だと思います。ケアを受ける側もする側も諦めないようにこの状況に臨んだということです。責任はお互いにあります。ケアを受ける者とは言い換えれば患

ここで交換されていたものは、有効な手助けと気持ちのやり取りです。ケアを受ける側もする側も諦めな

143　　第1章　ケアをすること

者です。しかし、わたしは「ケアを受ける人」という表現をします。患者と言うと病院を連想しますし、病院や看護師や医師に積極的にしてもらうことを受け取る受動的人間のように思ってしまうからです。わたしはこのようなモデルを採りません。ケアをする側も受ける側も活動的に互恵的な関係を保ちながら活発にやり取りをしていると考えています。セルフケアは、他者をケアすることのなかにもあると考えています。ケアをすることのなかでお互いのギフトの交換がなされているのです。ケアをすることは名詞ではなく動詞なのです。ケアをすることは行為の様態なのです。それは、誰かを立たせたり、入浴させたり、食事を与えたりすることです。そこでは関係性が核となります。ケアをすることは関係性そのものです。だからわたしは「現前性」を強調するのです。関係性のなかでの「現前（そこに在ること）」がケアのなかで活気づき、そして息づいていくのです。

このことに関して更にことばを加えたいと思います。わたしは、ケアをすることを、理想化してロマンティックに言いたくはありません。ケアをすることは本当にむずかしいことです。失敗はいつもつきまといます。ケアをすることに関する暗い側面もあります。ケアをする人に恨みや怒りの感情が生まれるときには、虐待が起こったり、その場を放棄して逃避することも起こり得ます。ケアをする人も受ける人もバーンアウトすることだってあります。これらは、大変重大な問題です。実際、ケアをすることは、わたしたちが生きていく上でもっともむずかしいことがらのひとつなのです。

ここで、英国の論文雑誌『ランセット』の1月号に「耐えるということ」(二九)というタイトルの拙論が掲載されていますので、参考にしていただけると興味深いと思います。

わたしの妻は3年前に亡くなりました。アルツハイマー病を患っていましたので、わたしは十年間、妻のケアをしてきました。いま、その体験を思い起こすと、ケアをすることの数々のむずかしさがありましたが、なぜ耐えられたのだろうかと思うのです。ここではひとつだけお話ししたいと思います。

第Ⅲ部

144

ケアをすることは、その人が退院しても、そして亡くなった後でも終わりません。「記憶のケア」があるのです。これは本当にとても重要なケアの一部になります。亡くなった後もその人への思い出やケアのことなどを幾度となく思い起こし、語る。こうした記憶のケアが必要になるのです。米国のアーリントン墓地や日本の靖国神社に、なぜケアを行くのでしょうか。それは社会的なケアなのです。社会や個人のなかの記憶をケアし、重要なことを物語ること、それはわたしたちが生きていくうえで真に重要で大切なことなのです。このようなことを話す機会を与えていただき、ありがとうございました。

註

一 この講演は、2014年3月18日、精神医学研究所附属東京武蔵野病院大講堂において行なわれた。またそれは、同病院創立70周年記念講演会でもあった。クラインマンの冒頭の挨拶に「このような機会」とあるのはそのことを指している。本章は、当日の録音をもとに布柴靖枝が日本語に起こし、それを皆藤章が本書の様式に合うように翻訳・推敲・編集したものである。

二 Kleinman, A.: *Rethinking Psychiatry: From Cultural Category to Personal Experience.* The Free Press, 1970.（江口重幸・下地明友・松澤和正・堀有伸・五木田紳訳『精神医学を再考する——疾患カテゴリーから個人的経験へ』みすず書房、2012年）。

三 Jonathan Swift は、1667年11月30日にダブリンに生まれたイングランド系アイルランド人の諷刺作家。日本では『ガリヴァー旅行記』で知られる。1745年に没。この作品が刊行された時代、アイルランドはまだ国家として独立しておらず、イングランドの強い影響下にあった。*A Modest Proposal: For Preventing the Children of Poor People in Ireland from Being a Burden to Their Parents or Country, and for Making Them Beneficial to the Public.* いくつかの日本語訳があるが、たとえば、「貧家の子女がその両親並びに祖国にとっての重荷となることを防止し、かつ社会に対して有用ならしめんとする方法についての私案」と題して、安野光雅他編『恐ろしい話』（ちくま文学の森）筑摩書房、1988年に所収されている。

第1章　ケアをすること

四 この6段階については、江口重幸が丁寧な解説を行なっている（『週刊医学界新聞』第3076号、2014年、クラインマン教授講演録、2頁）。

五 註二、前掲書。

六 諸般の事情で全ての絵を掲載することはできなかったが、クラインマンの語る内容は充分に理解できると思われる。なお、参考のために、出典を註で示した。

七 Käthe Kollwitz., K. (German, 1867-1945) Lamentation: in memory of Ernst Barlach (Grief), 1938. なお、これはクラインマン他著『他者の苦しみへの責任』（みすず書房、2011年）の原著表紙にも用いられている。

八 Public health nurse providing home care in turns-of-the-century American tenements. Photo from Rosenberg, C. *The Care of Strangers: the rise of the American hospital system*. 1987.

九 Promotional poster for hospital services in the USA. Photo from Rosenberg, C. *The Care of Strangers: the rise of the American hospital system*. 1987. (前出『異人へのケア――アメリカ病院システムの興隆』所収)。

一〇 An American woman with her friend as she prepares for a surgery. Photo from Rosenberg, M. *Patients, the experience of illness*, 1980. (ローゼンバーグ写真集『患者、その病いの体験』所収)

一一 Self-portraits by William Utermohlen, an artist, who chronicled his experience of the progression of Alzheimer's through these portraits. Exhibited at the College of Physicians in Philadelphia. 2006. 画家ウィリアム・ウテルモーレン（1933－2007）による自画像。これらの作品を通してアルツハイマー病が進行する体験をウテルモーレンは記録に留めた。フィラデルフィアの医科大学における展示。2006年。

一二 1400年頃のフランドル絵画。

一三 Rembrandt van Rijn. *Saskia in Bed*, 1640-42.

一四 Rembrandt van Rijn. Portrait of a Man, probably Dr Ephraïm Bueno. 1647.

一五 Yün Kang Caves. Scenes from the life of Shakyamuni: Meeting the Poor, the Sick, the Aged and the Dead Man. Chinese Buddhism. (「釈迦の一生。貧困、病者、老人、死者との出会い」山西省、中国仏教)

一六 Dunhuang Cave 302. Interior, Dunhuang, Gansu, China. Ceiling; west; healing the sick. Buddhist. Date: 581-618 AD. （敦煌。甘粛省、中国。「病人を癒す」仏教画）581－618年。

一七 Chahar Maqala. Herat, Afghanistan. "Love sickness". 1431. （チャハール・マカラ（四つの講話）『恋煩い』ヘラート、アフガニスタン。1431年）

一八 Joruri Makie. Iwasa Matabei (1578-1650), Japan "Treating love-sickness". （浄瑠璃蒔絵：日本、岩佐又兵衛『恋の病いの治療』

一九 Title: Kasuga gongen genki: Mother and Grandmother nurse the sick boy Japanese (Nagai Ikuma) 1925-36.（『病児の手当てをする母親と祖母』永井幾麻：模本。春日権現験記絵、1925－36年）。

二〇 Stone image of a healer (nganga mbuki) with a patient stonework; sculpture Congo (Kinshasa), western, Mboma, African.（『患者と共にいる癒やし手の石像イメージ』アフリカ、コンゴ：キンシャサ西部、ンボバ）

二一 Sir Luke Fildes, The Doctor, 1894.（ルーク・フィルデス卿『医師』1891年）。本書106－107頁にもこの作品についての語りがある。

二二 Rembrandt van Rijn. The Jewish Bride. 1664.（レンブラント作『ユダヤの花嫁』1666年頃）

二三 Pablo Picasso. At the Sick Woman's Bedside.（パブロ・ピカソ作『病んだ女性のベッドサイドで』1896年）。

二四 Michelangelo di Lodovico Buonarroti Simoni. Pieta.（ミケランジェロ・ブオナローティ作『ピエタ』1498－1500年）

二五 Fogel, R.W. & Engerman, S.L., Time on the Cross: The Economics of American Negro Slavery, Norton & Co, Inc, 1974.（田口芳弘訳『苦難のとき——アメリカ・ニグロ奴隷制の経済学』創文社、1981年）

二六 TB/HIV patient with her family in Lesotho.（レソトにおける結核／HIV患者とその家族）

二七 Pablo Picasso. Head of a Medical Student. 1907.（パブロ・ピカソ作『医学生の頭部』1907年）。この作品は *What Really Matters: Living a Moral Life Amidst Uncertainty and Danger*, Oxford University Press, 2006.（皆藤章監訳『八つの人生の物語——不確かで危険に満ちた時代を道徳的に生きるということ』誠信書房、2011年、265－266頁）にも取り上げられている。

二八 本書所収の日本糖尿病学会学術集会における講演のなかにも、この例が語られている（本書104－105頁）。

二九 Pablo Picasso. *How we endure.* Vol.383. January 11, 119-120, 2014. この論文の日本語訳は、本書第Ⅱ部第4章に掲載した。
www.thelancet.com.

(1578－1650年)

第2章 道徳的・人間的体験としてのケアの実践 (一)

アーサー・クラインマン

　誰かを愛したり家庭を築いたりしたことのある人は誰しも、お金では買えない本質的な体験があることを知っている。重篤な病いを抱えて生きる患者やそのケアをするネットワークにいる人びともそのことを知っている。なぜそのようなことを語るのかと言うと、われわれにとって真に重要なこの本質的な体験は消滅の危機に瀕しており、そうした状況下にあって、われわれはそれを守らなければならないからである。多くの臨床医は、患者だけではなく医療者自身のヘルスケアにおける問題を取り上げるなかで、このことに気づいている。マーケットはヘルスケアの財務状況と健康システム改革について重要な役割を果たしている。しかし、医療や生活の実際のなかでもっとも深遠かつ人間的なケアの真髄には達していない。それは、経済的パラダイムの道徳的限界である。むしろそうあるべきだろう。

　とはいえ、われわれの生きている時代はまさに混沌としている。マーケットモデルは人びとの生活や医療の細部にまで浸透していて、政策の立案や分析、病院や診療所の管理さらには臨床活動といった領域にまで及んでいる。そこでは、コストを最小限にして利益を最大にするという重要な経済的合理性によって、患者とケアをする人びととの道徳的、情動的、宗教的、そして美的表現が抑制されるようになっている。ほとんどの人びとは、それが含意することを当然のこととして受け入れている。経済心理学や行動経済学やビジネス研究は、「合理的」な人はもっとも費用対効果の高い選択を行なうという狭隘な計算に基づいており、臨

148

床的な決断やケアの組織化に日常的に適用されている。すなわち、終末期の苦痛の体験、神経変性状態にある人のケアにかならずつきまとう欲求不満の危機、機能不全状態の心臓疾患やがんに付随する抑うつがもたらす自暴自棄的状況、子どもの深刻な障害に対する情動的混乱と課題などに充分に対応できるように、患者や家族が利用できる選択をモデル化して見せるのである。しかし、そのようなモデルはヘルスケアの文脈に付与され機能する。つまり、モデルがひとたび導入されるとヘルスケアの文脈が歪められてしまうのである。このように、ヘルスケアはある種の求心力をもった領域と言えるのである。

専門家や一般の人びとはケアにおけるマーケットモデルが不遜だと愚痴をこぼすかも知れない。しかし、ヘルスケア改革について、米国、英国、中国そして他の多くの国々の最近の議論には、臨床医の声やケアをする家族の声は、同等の重要性をもって扱われるどころか、反映もされないし適切に聞き入れられることもないのである。それは、カール・マルクスが痛烈に批判したように、抑制の効かない資本主義が人間の価値にもたらした破滅的結果であると、ある程度は言えるのだが、しかしどうばかりも言っていられない。というのは、それは「自己資金投資」をした人びとの驚くべき失敗とも言えそうであるし、そのことが意味しているのは、われわれのほとんどが代替案を適切に言明し、それを擁護しなければならないということだからである。ケアについては、マーケットが限界であることを正しく述べて、異なるヴィジョンを提供する代替案がある。そうわたしは信じている。ケアは、それがどこでなされようとも、人間の体験におけるひとつの基礎となる道徳的・人間的な意味であり実践であるからである。それは人間であることの価値を定義づけ、経済的合理性によってその価値が乱暴に貶められることに抗うのである。ケアをすることが、人間であることの意味にとっていかに中心的なものであるかを考えてみて欲しい。ケ

アをすることは、パートナーとの関係や子育て、高齢の両親や祖父母の病気への対応と不可分である。それはまさしく、家族や親交ある人たちとのネットワークがいかにして病気や身体の障害に対処するのかを定義づける。ケアをすることは時代や社会を超えた普遍的な文脈なのである。看護や医療およびそれらと関連する保健領域は、ケアに対する専門職としてのコミットメントを強調することによって、癒やしの専門家としてのそれぞれの地位を正当化している。宗教は、社会的かつ主観的領域においてケアに息吹をもたらす儀式でもって苦しみに応えようとする。すべての文化には、病いのケアに用いられている洗練された癒やしの体系や病いについての観念がある。もちろんのこと、ケアをすることの感性は、医療を超えて環境管理や貧困者への福祉による支援、そして行政機構の設立や根本的な人間への関心を高める過程にまで拡がっている。

そうした一定の価値と現実の実践との間には、たしかに相当な道徳的距離感がある。わたしは過去数年間にわたって医学部や健康科学センターで講義をしてきたが、そのとき受講生に次のような話をしたことがある。カリキュラムや他の時間的に可能な方法で、どうすればほとんどの医学部が医学教育の目標としてケアすることの原理と価値そして実践を教育できるのか。その答えはおそらく、財政を緊縮してケアの原理を放棄し、臨床の技術的な能力と生物学的な知識についてのカリキュラムに限定するやり方を認めることである。そう説明したのである。受講生のほとんどは医療のなかでケアをすることがいかに重要かを知っているからである。そこでわたしは、ケアすることの目的や意味について受講生自身が抱いている感覚を提示するのである。この逆説的な事態に照らしてみると、医療はケアをすることにはほとんど何の教育的投資もしないが、ケアをすることは健康に関わる専門家の動機やアイデンティティの核になっていると言うことができるのである。ということは、われわれはケアをどのように考えればよいのだろうか。

家族や親しい友人たち、病いに苦しむ人たち自身、そして専門家にとって、ケアは痛みや苦しみをより良

い方向に導く。食事、入浴、歩行、排泄といった日常生活の実際を援助することは、苦しむ人たちの保護と情動的支援として、ケアを構成する基本的な要素である。とりわけ医師にとっては、診断、予後、治療、リハビリといった医療は、技術的観点と同様に、医師の人間性に力点を置く在りようでなされ得るのであり、この両者がともにケアを構成するのである。しかしながら、ここでわたしは、ケアをすることの道徳的・人間的側面を強調したいと思う。友人や血縁者であれ、患者―医師関係なり他の専門家との関係であれ、一人ひとりが苦しんでいることを認め、個々の状態や苦闘が支持されることは、長い間、もっとも道徳的かつ持続的な道徳的・人間的活動だと認識されてきているのである。慢性の病いの長い経過や人生の終末のときに、病いに生きる人の手に手をそっと置き、共感的であることの証を示し、病いの語りに聴き入る。そしてそれらの継続的な関わりと責任を通して道徳的・人間的連帯をともにすることは、ケアをすることの道徳的営みのすべての中核にあるのである。ケアをすることの理論家はまた、実際的には何をすることもできず望みすら失われつつあるときでさえ、「現前性」すなわち実存的在りようでもって病いを生きる人とともに在ることをケアの中核と見なしている。しかもこのことは、ケアを受ける側にとってもまた重要なことなのである。というのは、ケアをすることはほとんどの場合常にケアをする側と思う側の双方が、お互いに深く交流してその関係を生きるなかで行なわれる実践だからであり、両者は生きるということや自己について、そして人間の尊厳に関わって生じてくる、こころを占めるもっとも困難な事態に共鳴し、呼応するのである。

 人類学的な語用では、ケアをすることは財務的尺度と多様な相互関係の両者を含むのだが、そうはいってもその中心は後者にある。それは、真にかけがえのない人びととの関係における贈与の交換により近いと言える。愛情に近い感性でもってなされるべき実践的なやり取りのなかで、ケアを受ける側は、ケアをする人への贈与として、自身の体験や物語を語り分かち合うのである。そこでは、道徳的責任や情動的感性、関係という社会的資源が分かち合われることになる。それによってケアをする存在とケアを受ける側双方の主観

性が変化する。「世話をする」と「ケアをする」ということばは、その実践に参加し、そこで行動し、支援をし協働することを通して、個人と関係を啓培することを意味しているのである。

大切なことは、情動的あるいは物質的な犠牲があったとしても、必要であるならば、それによってもたらされるものは変容し得るのである。実際のところ、沈黙であれ明確な表明であれ、みずからが何者であり何が提供できるのかというテーマの核心へと導かれ得るのである。そしてわれわれは耐えることになるであろう。

ケアをすること、そしてケアを受けることは、情動的・政治的・経済的現実に影響を受けるひとつのプロセスとして理解される必要がある。なぜなら、そこに関わる個々それぞれがそれらの現実のなかで複雑な人生を生き、かつ引き裂かれ、また複数の分断されたローカルな世界に生きているからである。それら現実のことはケアをすることよりもマーケットの方がより根本的であることを意味するのではない。けれども現実の影響に巻き込まれるのもたしかである。けれども現実というのは、われわれが何者であるかについてさまざまに見解が異なるように、人間としての独自の在り方をもたらすものでもあるのだ。

マーケットモデルや効率の良さを明快に語る声への偏りを食い止める医療の専門家、患者、家族といったケアをする存在として、現代医学がケアの促進に大きく失敗したことは、医療の専門家、患者、家族といったケアをする存在としても減らすことにつながった。その失敗は、どこであっても騒々しいマーケットを沈黙させてしまったのである。すなわち、言明されるべきさまざまな動機やアイディアや希望や行動がほとんどなくなってしまったのである。というのは、経済的合理性ではなくわれわれが何者であるかということが表明できなくなるのであり、残されるのはケアをすることがヘルスケアにおける政治的かつ経済的言説から消えてなくなるのであり、残されるのは制度的・金銭的結果だけになってしまうであろう。ヘルスケアにおける「質」の問題ですら歪められてしまい、「エビデンス」と見なされるものは消滅する。他者や自分自身のために善きことを為す中核的なコミッ

トメントであるケアは目に留まらなくなり、政策や政治綱領に関する議論の蚊帳の外に置かれることになる。その結果、われわれすべての品位は地に落ち、医療の専門性やヘルスケアの過程は人間性と道徳的価値をくり抜かれた何か別のものに変質してしまう。けれども、医療病棟やクリニック、救急車や救急施設、経営者のオフィス、終わりの見えない会議や臨床的な症例検討、そしてQOLケア委員会など、健康に関わる組織体の至るところにはケアをすることへの使命感や熱意を抱いた人びとがいるのである。それらの人びとは、人と人とが触れ合うことの力、真の意味での傾聴の力、変化が生まれることに対する穏やかな満足感を体験しているのだ。そうした人びとのことを無視してシステムが機能してはならないのである。

したがって、こうしたことはケアをすることに関する深刻な議論を喚起し、医学教育と実践および研究におけるその位置づけの再考を促す。その一方で、患者や家族そしてコミュニティにケアをすることの意義を喚起する。この議論はヘルスケアに限定されるべきではないだろう。ひとたびわれわれが道徳的政治的実践としてのケアという民主的な意味を込めた扉を開けたならば、リーダーシップからガバナンスなり国内問題から国外問題へといった、まさにわれわれ以外の他の世界のマーケットや制御や安全保障が問題となるのではなく、われわれがいかに人類に共有されたプロジェクトとしてケアを為し得るかという問題になってくるのである。

註

一 『ランセット』誌「展望」の〈医のアート（The art of medicine）〉に掲載された次のエッセイの全訳である Lancet, Vol.380, November 3, 2012, Caregiving as moral experience.（www.thelancet.com）

第3章 クラインマンから学んだいくつかのこと
――臨床人類学が医療やケアにもたらすもの

江口 重幸

はじめに

 本稿では、著者であるわたしがアーサー・クラインマンの一連の著作から学んだことについて記そうと思う。それらを文化的な知識を踏まえた精神医学（culturally informed psychiatry）[13]と呼んでもいいし、単純に文化精神医学、さらには臨床人類学と呼んでもいいかもしれない。しかし、ここではあまり医療や精神医学に限定されない、臨床やケアに携わる者に対する臨床人類学の広がりや可能性について記すことができたらと思う。というのも本稿全体が示すように、クラインマンの仕事は、かつてはハーバード医科大学の学生にこうした領域の知識を教えるという時期はあったものの、一貫して非専門職の人々のケアへの関与を強調し、その傾向は21世紀に入ってますます増大する方向に変容を遂げているように思うからである。
 さて本稿を書くにあたり、いくつかの前置きを記しておきたい。わたしはこれまで精神科医として臨床を続けてきた者であるが、その初めからクラインマンの著作に出会い、長年にわたってその影響を受けており、その主著のいくつかを同僚や友人とともに翻訳してきた。これと並行して関連論文も書いてきたが、精神医学史関連のものを除いて、つまりおよそ全論文の3分の2以上のものは、クラインマンや臨床人類学から受

けた影響について記したものであり、それを再論し、再再論するという展開になっている。そこから離れて考え始めようとしても、最終的には「疾患と病いの二分法」や、「説明モデル」の相互変容過程（註二）に行き着いてしまうのである。しかもそれは論文にとどまらず、クラインマンの著作を中心に、わたし自身の日常臨床や精神医療における基本的なスタイルにまで及び、要所要所でクラインマンの著作を中心に、対話を重ねるようにしてそれらを形成してきたということをまず記しておかねばならない。

わたしは、臨床的な技法やスタンスというきわめて実用的なレベルでもこれらが有用であり、今日流行する言葉で言えば、「臨床の"質"を高める」とか「文化的能力（cultural competence）を高める」、臨床の核心になるものと考えている。そのためわたしの紹介が、より広範な文脈を生かした客観的な紹介かと問われるとおぼつかない。それがある種の限界になってはいないかと怖れるのである。

ほぼ40年近く、ほとんどの論文で同工異曲の論旨を展開し、さらにはいくつかの講演で話してもそうした事情は変わらないので、繰り返しも多いが、その点はどうかご容赦いただきたい。はじめてこの領域に触れ、クラインマンの思考法が医療や看護や心理や介護の臨床にいかに結びつき、それらを根底から豊かにするかを初めて知ろうとする読者に向けて書くことにする。

クラインマンの2014年の連続講演会

2014年3月16日、日曜日、京都大学芝蘭会館稲盛ホールは、通路や壁際まで立錐の余地もないほどの聴衆で埋まり、熱気に包まれていた。それは本書にも収録されているクラインマンの講演会「21世紀における感性と主観性の変容——人類は生き残れるか」が開催されるためである。わたしはこの講演を誰より楽しみにしていた。というのも、皆藤章監訳の『八つの人生の物語』（16）の完成を記念して、皆藤章と、クライ

ンマンの著作について語るトークセッションという催し（2012年3月15日、ジュンク堂池袋本店）で対談してから2年、その翌年の秋にはクラインマンの来日の際に皆藤章とわたしが京都で出会う機会があり、その折に日本での講演会の開催をお願いしていたのである。それがいよいよ実現する運びになった。

更にわたしの関心を惹きつけたのは、21世紀に入って、もう少し具体的に言えば、長年の伴侶であり共同研究者であったジョーン夫人が長らく難病に罹患し、東日本大震災の前後に亡くなったことを知らされていたのだが、そのケアに携わる経験を通して、クラインマンの発想や思考は、変容を遂げたのであろうか。

そうでなくともすでに『病いの語り』(12)や『ターナー講義』(15)更には『他者の苦しみへの責任』(14)所収の論考で、その時代時代のいまだ未踏の領域に踏み込んで、病い、苦悩、ケア論を展開してきた氏にとって、更には『八つの人生の物語』や、本書に収録されている『ランセット』の印象深いエッセイ等によってその経験は部分的に窺い知ることはできたが、何らかの影響があったのだろうか。具体的なケアの経験を通したさらなる深化などあり得るだろうか。あるとしたらどのようなものになるか……等々、期待と不安が入り混じる思いで耳を傾けることになった。

その講演は期待を裏切らないもので、今日のグローバル化した世界における受苦や感性の変容を論じながら、次第に独特なケア論へと展開していくものであった。これはわたしの個人的な印象であるが、クラインマンは、おそらく万人の人生に訪れるであろう他者（ないしみずから）へのケアの体験──それらはサファリング論と表裏を成すものであるが──を、人が生きるうえで必然的に引き受けざるを得ない、人間的な成熟に到る好機と捉えているように思われた。

その2日後の、3月18日、今度はわたしの長年勤務する東京武蔵野病院の創立70周年記念講演会（京都大学との共催）において、「On Caregiving（ケアをすることについて）──ケアに影響を及ぼす文化的要素」という講演が行なわれた。この際も、北は北海道から南は沖縄まで数多くの参加希望者があり、急遽病院内の会

場を変更しての開催となったほどであった。わたしは主催者側であったため、その後に講演内容をまとめるにあたって、スライドや発言を振り返ることになったが、そこには文化精神医学や臨床人類学のエッセンス——たとえば、説明モデル、生物医学という文化（の認識）、病いの語りを含む六つのステップ等——が、散りばめられ、それに更にみずからの経験を踏まえたケア論の核心に結び付き、さまざまな時代の世界各地の苦悩や病いの経験へと広がり、独特のケア論が展開されていくようであった。

これらふたつの講演を聴いて、やや奇妙な感想だが、クラインマンは確実に深化を遂げていると確信した一方で、最初期の著作から変わることのない一貫したテーマが鳴り響いていることにも、わたしは気がつくようになった。それはわたしがその翻訳にかかわった『病いの語り』や『精神医学を再考する』(13)の更に以前の著作にまで遡るものであった。

医療人類学、文化精神医学への関心と『臨床人類学』

さてここからは副題にもなっている「臨床人類学が医療やケアにもたらすもの」という部分に入っていくことにする。理論的な話のようだが、そうではない。結論的に言うと、これはわたしがいつも念頭に据えているものであるが、どうしたら有能な臨床家になるか。どうしたら患う者の役に立つ良き医療者や看護者、援助者になるのか……という、きわめて実用的な話へつながるヒントになればと思っている。

さて、文化精神医学と呼ばれるものにもいくつかの領域がある。ひとつは古典的なもので、伝統的な癒やしや文化依存症候群を扱うような比較文化精神医学という領域である。わたしが当初この領域に関心をもったのは、関西のある山村の憑依事例への関心が契機であったが、これなどはこうした領域の典型であろう。更には、難民や移民の心性の理解と援助を考え、マイノリティや

157　第3章　クラインマンから学んだいくつかのこと

文化間葛藤状況に苦しむ人びとへの有効な援助をするという側面がある。そこでは、さまざまな具体的問題に対して多文化間精神医学的関与や心理社会的援助をいかに適切なやり方で行なっていくかが問われることになる。これは多文化間精神医学の本丸と呼んでいい領域である。それともうひとつ、忘れてはならないのは、そうした援助や更には精神医学のあり方自体を問う、批判的役割があるように思う。この領域を主導する国際雑誌『Transcultural Psychiatry』の編集主幹を長年務める、マッギル大学精神科の文化精神科医カーマイヤー（L. Kirmayer）らの言う「精神医学への文化批評」[10]という側面である。これは1970年代に活躍した日本の代表的文化精神医学者である荻野恒一[4]のように、現象学的精神病理学を深化させながら、それらを文化的事象や状況論と結びつけ、「精神医学とは本当に普遍的なものなのか？」とその存在根拠を問う姿勢につながるものである。

じつはわたしも、この時代（1977年）に医学部を卒業した経歴もあって、こうした批判的思考からの強烈な洗礼を受けている。振り返ると1970年代は、当時の反精神医学の興隆をその一部に含みながら、精神医学が人間科学・社会科学に限りなく近づき、一部は交錯することがあった。じつに稀有な時期だと考えることができる。この時期に文化精神医学もまた、大きな展開を遂げたのである。

さてこうした潮流のなかでもわたしは、医療人類学や臨床人類学というものに強烈に引き寄せられた。とりわけクラインマンが1980年に上梓した、デビュー作『Patients and Healers in the Context of Culture』[11]に大きな衝撃を受けた。それはひとりの精神科医が人類学的フィールドワークをした博士論文がもとになっている。当時30代初めのわたしが、400頁を超える原書の専門書を精読したのは本書が初めてであったということもあり、そこに記されたことはその後もずっとわたしの臨床の核心になっていった。本書は、後の1992年に、大橋英寿をはじめとする東北大グループの翻訳で『臨床人類学』と『精神医学を再考する』というタイトルで邦訳された。わたしは更にその後、クラインマンの『病いの語り』と『精神医学を再考する』（ともに原著は1988年に刊行

第Ⅲ部　158

を同僚や友人たちと翻訳することになるが、その長い翻訳過程は、臨床人類学や民族誌学的方法を知識として学び、採り入れることはもちろん、そのレベルを超えて、いわば「身体技法」としてわが身に馴染ませていくプロセスでもあった。

以下は、このクラインマンのデビュー作、邦題『臨床人類学』の内容を中心的な話題とする。そこにはいったい何が書かれているのか。舞台は台湾（台北市）であり、冒頭から市内最古の寺院龍山寺（ロンサンスー）の描写が登場する。現在でも台北を訪れる人びとの多くは、この道教の代表的寺院を訪れることになる。観光コースに取り入れられていることも多い。わたしも何回か訪れたが、いつ行っても早朝から人びとの唱和する読経の声と、受験や商売繁盛等──世俗的なものも含めたさまざまな祈りや願いに満ちており、それらが境内一面に漂う線香のむせるような香りとともに溢れ出るように感じる。

しかしこの『臨床人類学』を読まれる多くの読者は、そのようなフィールドの詳細よりも、最初の1章〜3章の「オリエンテーション」部分で展開される、著者の医療人類学的発想の理論的大枠の部分に関心を引き寄せられるのではないか。そこには、当時の現象学的社会学や解釈学的人類学から導かれた「臨床リアリティ」や「ヘルスケア・システム」、「専門職セクター──民間セクター──民俗セクターの三分類」、更には草創期の医療人類学が形成した「説明モデル」、この基礎にある「疾患と病いの二分法」といった、目の眩むような議論が展開されているからである。というわけで、本書に何が書いてあるかと問われると、この前半部の議論を挙げる人が圧倒的に多い。これは当然のことで、わたしも長らくその一人だった。

この書を読んだときにもうひとつ強い印象を受けるのは以下の部分である。それは、台湾の人が心身の不調を感じたとき、一連の健康希求行動をとる。西洋医に行ったり、漢方薬を使ったり、民間の占いに行ったり、童乩（タンキー）と呼ばれるシャーマンの所に行ったりする。当時、WHO等の主導で、多様な国における「すべての人びとへの健康」とプライマリ・ヘルスケアを前面に押し出した「アルマ・アタ宣言」（1978年）が発

第3章　クラインマンから学んだいくつかのこと

表されてまだ間もないこととは言いながら、やはり医学・医療は、「早期発見・早期治療」を謳い、疾患を明確にしてそれをいかにすばやく近代医療に繋げるかという医療モデルが中心の時代だった。その後に代替医療や患者を中心にした多様な治療の可能性が探求され、転換がなされるようになるが、当時そうした発想はやはり少数派であったと思う。

そういうなかでクラインマンは、台湾の患者や家族が、具合の悪い時に健康を求めていろいろな行動をとる際に、かならずしも近代医療を最終ゴールに据えなくてもよい、実際にそれが最終地点であることは多くはなく、それ以外の領域で癒しがもたらされていることが大部分である、という事実をいくつもの事例の詳細な追跡調査を通して明らかにしている。近代医療にいかに早く辿り着くかということを治療の前提としない発想は、当時のわたしにとって大きな衝撃であった。更に以下に見ていくように、逆説的であるが、西洋医学は実際には「癒やす」こととは反対方向の作用をしているという結論が導き出される。その部分をやや細部に立ち入って紹介していくが、この部分にこそ、癒やしとは何か、医療やケアとは何かを考えるための貴重なヒントが隠されていると考える。しかし、多くの読者は、これが書かれているこの書の第9章「癒やしの過程」を、単に一症例の挿話として読むのではないかと思う。この事例を検討することから、医学史や現代の治療論へとつなげていくことにする。

『臨床人類学』の原点――症例陳さん

ここで詳細に紹介されるのは、陳さん（Mr. Chen）という44歳になる男性である。出自は客家（ハッカ）(註二)で、台北市郊外の新興住宅地に、夫人と5人の子どもと暮らしている。義務教育を終えた大工の棟梁。階層は中流の下。もともと心配性な性格だった、と紹介されている。

主訴は、胸部の曖昧な不快感。「圧迫感といったらよいか、緊張感といったらよいか」胸の筋肉が引きちぎられるような感じである。「非常に混乱し不安も強くなっている（現地語では「煩躁」と描写される）状態である。本人は身体的な部分が問題で、それがあくまで核心であると述べる。首の後ろに弱体感、不快感、張りを感じている。

近所の住民の勧めで、この再発する慢性病を治しに童乩廟（タンキー）を訪れている。勧めた住人にはこの童乩廟の宗教集団のメンバーが含まれている。

病気が始まったのは16年前で、木工関連の仕事で台北市に単身赴任中のことだった。当時陳さんの商売はうまくいかず、金策に苦しんでおり、孤独感と不幸を感じ仕事の失敗で落ち込んでいた。そのために身体不調に陥り自宅に戻ることになった。いくつかの治療者のもとを訪れるが、西洋医学の医師4名に診てもらっても診断がつかない。中国医のところに行くと「働きすぎと心配しすぎ」、これが肺・肝・心臓・胸へと上昇する「火氣大」を引き起こしているという診断される。しかし中国薬では症状が改善しないと、すぐさま治療者を替えるという習慣があるという。そこで占い師に助言をもとめると『悪運』を背負っている」（それゆえ病気であるばかりか、医者も薬も効かない状態である）、問題の「本当の原因」は「祖先が子孫に祟拝されていない『祟り（たた）』」であり、「その祖先の特定と不足のないお祀り」が必要である、と助言される。陳さんはすぐに、それが自分が4歳の時に父と離婚した生母の霊であると直観する。「臨終の際には会いに来てほしい、死後は祖先霊として祀ってほしい」と生母は陳さんに懇願していたが、父親の反対で実際にそうできなかった経緯がある。そのことは投げた神杯（ポエ）（註三）が「吉」と出たため更に確信を深くした。

陳さんは生母の霊が悩ましていることを知り、祈ると、10日後その症状は消えた。その後10年間、問題なく過ごすことができたが、こんどは夫人が奇妙な神経疾患に罹患して仕事ができなくなり、経済的にも苦しく、陳さんの病気は以前のままの形で再燃した。薬の効き目は神のおかげもあり、

夫人も本人も次第に改善していった。以降6年間、陳さんの症状は一進一退という状態だった。
3年前には、西洋薬と中国薬を併用していたが、悪化を食い止められない状態になった。そんななか台湾南部の有名な寺院を訪れ、童乩(註四)に診てもらい症状が改善する。陳さんの胸の不快感はこの治療によって消失したものの、一年後に再発。再度その寺院を訪問すると回復する。寺院ではトランス状態にはならず、静座し、くつろぎ、祈るのみだった、と記されている。
そして最近また症状がぶり返した。仕事が瀬戸際の時で、路頭に迷うかもしれない危機的状態であった。薬を服用しても効かなかった。西洋医は「神経衰弱」という診断を下した。これを受け容れ、身体的な病気と考えたが、改善しなかった。そのため思い余って占い師を訪問すると、かつての台南の寺を訪れるように薦められ、そこで出会った童乩に、今度は台北市内にある自分の廟を訪れるように促されたのである。
陳さんは働き者で、日曜も休まず一日10時間働く人物だとクラインマンは紹介している。
台北市内の廟で、護符や聖灰を呑み、「神が降りてくる」のを待つ。童乩廟でのやりとりは、4時間以上滞在して、10分足らずのものであった。助手が本人の名前と生年月日・時刻を読み上げ、「健康問題」と叫ぶ。童乩はトランス状態に入って、頻回に廟を訪れるように促す。神に憑依されるのを一度許せば、神の弟子になり、悩みは消える、と告げられる。護符と灰を呑み、筆と線香で全身に呪文を書く治療も行なわれる。その後一週間、陳さんはほぼ毎晩廟に赴いている。夫人は本人に西洋薬も服用するように薦めている。
調査者であるクラインマンは、3週間、3ヶ月、4ヶ月後の時点で、童乩廟で陳さんに出会っている。3週間後に会った時は当初と同じで、落ち着きがなく不安げであった。悩みも多いように見えた。3ヶ月目に会ったときは、夫人と末子を同伴していて、ときどき胸部の症状が出るが「病気はもう治った」と断言している。クラインマンが最後に会ったのは、帰国の数日前の廟においてであった。その時も祭事の喧騒に包まれていたが、本人は「とても順調です」と述べ、他の来談者に自分の新生活について、かつての「苦界」の

生活と対比して語っている。往時の体験を聴き出そうとすると、陳さんも廟の童乩も、すでによくなっているのだからと否定し、口を開こうとしなかったという。クラインマンは帰国後も、現地の調査助手による追跡訪問の様子を記している。7ヶ月後、陳さんは身体的な訴えも不安発作もなく過ごしていた。最終のフォローは2年後。陳さんはこの童乩廟の宗教集団の尊敬される有力メンバーになっていて、病者、とくに客家の病者を童乩が治療するのを手伝っていた。「陳さんは毎晩トランスに入って、歌い、踊り、飛び跳ね、治療者として女性の筆頭助手と同等の権威をもっていた。筆者の研究助手の知り得たところでは、かつての症状は見られなかったという」（邦訳 p.382）と記されている。

本書で描かれた代表事例の陳さんとは、以上のような事例である。

「癒やしとは何かという厄介だが根本的な問い」——症例陳さんを巡る分析と解釈

この陳さんの事例を引きながら、クラインマンは、「癒やしとは何か」という「厄介だが根本的な問い」に直面せざるを得ない、と述べる。というのも、陳さんと童乩は、心身の不調は「治癒した」と確信し、そう断言する。一方、クラインマン自身は、さまざまな負荷が加わって苦境に陥ると陳さんの症状は再発してくるだろう、だから治ったという確信はもてず、「たぶん治癒していない」と内心で考えているからである。

クラインマンは、土着の治療の問題点についても十分な分析を行なう。土着治療者の基本的な説明モデルによれば、病いは悪運や憑霊によるものであり、それによって心身の不調を引き起こしたり、治療の邪魔をしたりする、というものである。したがって治療の成功とは、運勢を適切に扱ったり、病者に憑いている神や霊を祓ったりすることを意味する。更に病者は女性の家族メンバー同伴でくることがあり、そのメンバーを治療の対象にすることもあるという。それらはしかし疾患について説明することができないために、西洋

医から見ると危険性をはらんでいて、数は少ないがうまく機能しないことも生じるのである。

クラインマンはこうした陳さんの治療過程に立ち入りながら、土着治療を現代医学的視点から見下して批判するのではなく、童乩（タンキー）の治療も自身の抱く治療観も、いずれもひとつの「説明モデル」であるという視点に立ち返って分析を加える。治療の対象は、健康の二つの側面、つまり「疾患（disease）」と「病い（illness）」のいずれか一方、あるいは双方である。こう考えると治療の成功も疾患と病いのいずれか一方、ないしは双方ということになる。治療者の側が「疾患」を「治す（cure）」ことにのみもっぱら関心を傾け、病者の方が「病い」の「癒やし（healing）」を求めている場合には、臨床的ケアにはさまざまな問題が生じてくるのは明らかであろう。土着の治療者は来談者の病いを探り、その癒やしの方法を外さないさまざまな技法をもっているのである。

一方、病む者の視点からすれば、疾患と病いとは渾然一体のものである。仕事や経済的問題で引き起こされる慢性的な心身医学的状態（不安神経症）という面はあるものの、あくまで陳さん本人の視点からすれば、それは母親、更には祖先への供養が足りないために生じた状態ということになる。

クラインマンは、陳さんを不安神経症と見る自分の見方は道理に適ったものであるけれども、それもまた「実在するものではなく」、ひとつの説明モデルに過ぎないと述べている（実際に本書が刊行された1980年、同じ年に米国精神医学会から発表されたDSM-ⅢRでは公式の診断名から除外されている）。そしてその後に、改めて本書の中心的テーマでもある、事例の「癒やし」とは何かを巡る議論が展開されるのである。やや長い文章であるが、重要な部分でもあるので引用する。

　文化的なレベルでの癒やしとは、治療者の努力の産物というよりも、ヘルス・ケア・システムの文化的

文脈内において、病いとケアとが社会的に是認された形でうまく適合している状態［socially legitimated forms of illness and care］を経験することなのである。したがって、文化的な癒やしは、人びとに受け入れられるような文化的適合が成立しさえすれば、病者の不調が好転するかどうかにかかわりなく、病者本人や家族その他の関係者に必然的に起こるものである。ヘルス・ケア・システムは、病いの体験にラベルを貼って整理し、［その経験に］意味を付与し、病いを形成している個人・家族・社会のいろいろな問題を処理することによって、病いに対する心理社会的・文化的な治療（および治療効果）をもたらす。こうしてヘルス・ケア・システムは、たとえ疾患は効果的に"治療"できなくても、病いを"癒やす"のである。われわれは陳さんのケースの内に、こうしたことが一つひとつ生じているのに気づくのである。（邦訳 p.392；原著 p.360）［なお文中「　」は引用者によるものであり、以下の引用においても同様である。傍点も引用者］

こうしたうえでクラインマンは、以下のような「暫定的な結論」「一見逆説的な結論」を述べることになる。つまり、「陳さんの疾患は効果的に治療されはしなかったが、病いは効果的に治療された。そして、治療効果は、陳さん自身のヘルスケア・システムによるものであり、現代医療の治療的リアリティの文化的構成によって癒やされたのである」。つまり、陳さんの病いは、臨床リアリティの文化的構成によって癒やされたのである。そして更に重要なことが、その後に記されている。

「現代の専門的医療のヘルス・ケア制度では、このような文化的な癒やしが行なわれる可能性は非常に少ない」（邦訳同頁、傍点原著）と。つまり、はっきりと表現するならば、現代医療の治療的リアリティは、疾患の効果的治療を最大にしようと努力するが、それは伝統的なタイプの癒やしが生じるのを阻害するように構成されている、ということなのである。つまり現代医療は患者の癒やしを排除するような方向で構造化さ

れている、と言い換えることができる。

ふたつの「おどろくべき結論」

さてこうした事例提示と暫定的なまとめを記した後で、クラインマンは以下のような一連の「おどろくべき結論」を展開することになる。

「たぶん驚かれるとおもうが、『土着の治療者は、あつかうケースの大部分を「まちがいなく」癒やす』というのがデータにもとづく筆者の結論である〔I draw the perhaps surprising conclusion that in most cases indigenous practitioners must heal.〕」（邦訳 p.393）。

なぜ、癒やすことができるのだろうか。ひとつは、急性の定型的疾患（これは自然に治癒するものである）。二つ目は、生命には別条ない慢性の疾患（この場合は、疾患の生物医学的な治療より、病いの〈心理社会的・文化的〉問題を扱うことができるかどうかが問題になる）。そして三つ目は、比較的軽い心理的障害や人間関係上の問題の二次的な身体症状（身体化）である（邦訳 p.393；原著 p.361）。これらの心身不調のケアにおいて、疾患の治療はそれほど大きな役割をもたない。事の成否は病いの心理社会的・文化的側面を扱うかどうかにかかっており、土着の治療者は、(常にではないが) 通常、心理社会的・文化的な治療を最大限に活用して、非常に巧みに病いに対処する。その一方、(生命に関わる) 重篤な急性の疾患を効果的にコントロールしたりする際には、当然のことながらその効果をもたらすことは少ない。患者や家族はそうした際には、西洋医へと足を向け、それが及ばない病いの際に文化的に是認された治療をする童乱などの治療者のもとを訪れるのである。

「しかし、われわれは、土着の治療者が病気を治す〔癒やす〕ことができる主たる原因が、疾患の効果的

第Ⅲ部　　166

な治療という点にあると論じたいわけではない。土着の治療者は、病いに対して文化的に是認された治療 [culturally legitimated treatment of illness] を与えうる限り、まちがいなく癒やす [they must heal] ことができるのである」（邦訳 p.395：原著 p.363 傍点原著）

こうして、更に「おどろくべき結論」が述べられる。

「このように論じてくると、上述したのと同様におどろくべき結論、『現代の専門的な臨床ケアは、たいていの場合、まちがいなく癒やすことができない』に到達する」（邦訳 p.395：原著 p.363）。この箇所の原文は、"in most cases modern professional clinical care must fail to heal"なので、最後の「まちがいなく癒やすことができない」という部分には、「まちがいなく癒やすことに失敗する」あるいは「まちがいなく癒やしそこなう」という強いニュアンスが含まれている。

どうして失敗するのかというと、心身的な不調を抱えてプライマリ・ケアの臨床場面に現れる患者の多くは、土着的治療者を訪れる場合と同じように、病いをうまく扱って治療効果をあげてもらいたいという願いから訪れるのだが、多くの専門的治療者はもっぱら「疾患」の認識と治療に関心を寄せるようにトレーニングされており、「病い」については一貫して軽視することになる。彼らが教えられているのは「治療すること (cure)」であって「ケアすること (care)」ではないからである。

この事例（陳さん）や、結論に至る議論には、西洋医と患者とのコミュニケーションの齟齬を証拠立てる詳細が――たとえば、一面談あたりの所要時間等も含めて――具体的に示されている。現代の臨床家が読むと身につまされる思いをする箇所がたくさんあるだろう。引用を取り入れながら長々と示したが、先の部分（本書 p.164-165 の引用部）を音読のスピードでゆっくりたどってほしい。そうすると、われわれの現在の日常臨床にも大いに応用可能な、更に言うならその構造的欠陥の改善につながる、治療論・治癒論のヒントが隠されているように思える。つまり、土着治療者が（そ

167 ｜ 第3章 クラインマンから学んだいくつかのこと

の背景のシステムがと言った方がいいか)「まちがいなく癒やす」部分を最大限生かしながら、専門的な医療やケアに携わる者が、「まちがいなく癒やすことに失敗する」部分、いわば構造的に何らかの文化システムが関わっているのなら、その背景のヘルスケア・システムに着眼し、それを最大限治療的に作動させる方法はないか。それこそが現代医療の可能性の成否を分ける、あるいは医療の「質」に直結する部分と言えるのではないか。

先の結論はもちろん、現代の臨床場面で活動するわたしたちの多くに対して、童乩のごとき土着的な治療者に変身するように促すものではないし、シャーマニズムの治療儀礼を取り入れるということでももちろんない。クラインマンは、この後、これらを現代医療の日々の場面で活かすようなさまざまな工夫を提示しようとするのである。

社会的に是認された病いとケアとは？ エランベルジェと歴史的文脈への架橋

ここでもう一度、先ほどの「文化的なレベルでの癒やし」の定義の箇所に戻ることにする。以下の部分にもう一度目を凝らしてみよう。

文化的なレベルでの癒やしとは、治療者の努力の産物というよりも、ヘルス・ケア・システムの文化的文脈内において、病いとケアとが社会的に是認された形でうまく適合している状態を経験することなのである。したがって、文化的な癒やしは、人びとに受け入れられるような文化的適合が成立しさえすれば、病者の不調が好転するかどうかにかかわりなく、病者本人や家族その他の関係者に必然的に起こ

第Ⅲ部　　　168

るものである。…(中略)…こうしてヘルス・ケア・システムは、たとえ疾病は効果的に"治療"できなくても、病いを"癒やす"のである。(邦訳p.392)

前半と後半に、強調のために傍点をつけたが、まずは前半の傍点部分に注目する。

「病いとケアとが社会的に是認された形でうまく適合している状態［socially legitimated forms of illness and care］」という一節であるが、この箇所を読むと、わたしには同様な内容をどこかで読んだ記憶が甦ってくる。

それはこんな一節である。

「病人を治すだけでは不十分なのであり、社会［その共同体］の受け容れる方法で病人を治さなければよしとされないのである［Curing the sick is not enough; one must cure them with methods accepted by the community］」

じつはこれは、エランベルジェ（Ellenberger, H.F.）の『無意識の発見』(6)（邦訳上巻p.66；原著p.57）に出てくる表現である。原著で900頁に及び、邦訳では本文上下二段組みで千頁を超える大著のなかから、ほんの一文を取り上げるのはいかにも恣意的に思われるかもしれない。しかしこれは、本書のきわめて重要となるところで現れるキーとなる文章なのである。クラインマンとエランベルジェは、ほぼ同一の事実を指摘しているのではないだろうか。

エランベルジェの『無意識の発見』は、太古から現代までの力動精神医学の歴史を辿って総覧する不朽の名著である。著者は、その歴史を、現在精神療法の基礎を築いたフロイトとユング、ジャネとアドラーを各々一冊の書物となるほどの紙幅で詳述しながら、それらをロマン主義的潮流と啓蒙主義的潮流と呼び、この四大貯水池に流れ込み、20世紀以降そこからさまざまな学派に分散していく流れとして本書全体を構成しよう

第3章　クラインマンから学んだいくつかのこと

としている。

その大著のなかで、エランベルジェは、近代力動精神療法の始まりを「1775年の秋のある出来事」であったと明言している。それは端的に言えば、伝統的宗教治療者(祓魔師)ガスナー神父(J.J. Gassner: 1727-1779)に対する、メスメル(Mesmer, F.A.: 1734-1815)の勝利を指している。当時南ドイツ一帯で、宗教治療者ガスナーはさまざまな病気を治すという名声が轟き、多くの患者が殺到したと言われている。方法は伝統的な宗教治療である「悪魔祓い(exorcism)」の方法が用いられ、それが評判に評判を呼んだ。しかし、ガスナーが赴くところでは悪魔憑きが必発し、次第に彼の治療法に疑念がもたれ、異端に当たらないかと審議が重ねられるほどになった。その時バイエルン選帝侯に審査団として指名されたのがメスメルだった。メスメルは、この2年前にみずから発見したとされる最新理論「動物磁気」説を引っさげ、この年の11月末には生誕地に近い(ボーデン湖畔の)コンスタンツで、指で触れるだけで症状を出現させたり、消褪させたりする奇跡的な治療を行ない、その名声が流布するところであった。彼はガスナーの治療についての報告書でこう評価したと言われている。つまり「ガスナーは決してハッタリ屋ではなく〔疑いもなく正直な人物で〕、ただそれと知らずに動物磁気で患者を治していただけだ」と。

いまではメスメリズムや動物磁気というと、天体と人体の間を還流する普遍流体を想定し、治療者に溜まった磁気流が交流する患者に流れて分利(クリーズ)を引き起こして治療をもたらすという流体説と、それらを集団で生じさせようとするメカニカルな装置＝馬桶(バケ)を使用する、怪しげな治療法の代名詞のように考えられているが、これは後に英国にわたってブレイド(J. Braid: 1795-1860)によって神経催眠と命名され、そこから力動精神医学の大きな流れを形成することになる。ウィーン大学医学部を卒業したメスメルは、当時開花した啓蒙主義的潮流の寵児であり、それまでのガスナーに代表されるバロック風(ロマン主義的)治療を過去のものとした革新的人物だったのである。このできごとの背景には、封建制から国民国家形成に向けて時代が大きく変

第III部　　170

化し、「理性」を重んじる啓蒙主義に入る時期——象徴的には、イエズス会が廃止され（一七七三年）、最後の魔女裁判を迎える（最後の犠牲者の処刑は一七八二年）——であったことが大きな動力となった。こうした時代の移行期であり、『無意識の発見』のなかでも、「祓魔術から力動精神医学への運命的転回点」と記された記念すべき瞬間を記して、エランベルジェは、ガスナーとメスメルの間の（今日の目からは同工異曲に見える）治療法が受容されるか否かの決定的な相違を、「社会の受け容れる方法で病人を治さなければよしとされない」という部分に見たのである。

「ヘルスケア・システム」とは「治療文化」のことである——中井久夫『治療文化論』への架橋

　文化精神医学というと、これまで見たように、台湾や南ドイツ等の異国的（exotic）なものと感じられるかも知れない。ここで論じられたような問題を、自国の、日々の日常臨床そのものに接合するような論考が1980年代に日本に出現する。それが中井久夫による『治療文化論』[19]（註五）である。本書は、文化精神医学という領域を、より広範な文脈の中で定義し直し、精神医学の周縁領域としてではなく日常臨床の核心に結びつけようとする画期的試みである。

　『治療文化論』には、著者が紡ぎ出したさまざまなエピソードが無尽蔵に埋め込まれているため、読者によってその読後感が大きく異なる。たとえば、著者中井の生育した奈良盆地の地誌学から論じた中山ミキ論、文化精神医学者のタイプ別分類、精神科医＝傭兵＝売春婦論、熟知性のなかで生じる治療の可能性と限界、科学的・宗教的「創造の病い」等……いずれもスリリングな議論を列挙することができる。多様な知見が惜しげもなく投入されているので、要約はむずかしいが、敢えて大鉈(なた)を振るえば、以下の3本のきわめて斬新な理論的支柱をもとに展開されているのが見えてくる。

①ボーデン湖畔（ライン河流出口）複合：中井は、エランベルジェの『無意識の発見』[6]を援用しながら近代力動精神医学の発祥地をマッピングすると、都市と森との移行地帯に集中すると指摘する。実際、邦訳の『無意識の発見』にも『治療文化論』にも関連都市を書き入れた独自の地図が添えられている（『発見』下巻附録p.50；『治療文化論』p.150）。つまり、力動精神医学は「平野の啓蒙主義文化」と「森のロマン主義文化」の狭間に誕生したことになる。なかでもその源泉を「ボーデン湖（ドイツ名コンスタンツ湖）ライン河流出口」[註六]周辺に想定するのである（p.151）。

②破断回復論：次は香港の文化精神医学者ヤップ（Yap, P.M.: 1921〜1971）が、その遺稿論集である『比較精神医学 Comparative Psychiatry』[20]で示した「破断回復論（dyscrasia resolution theory）」である[註七]。人間はさまざまなストレスが加わることで、それまでの環境から破断された（dyscrasia）状態に至り、そこからの回復はさまざまな環境からの逸脱や再統合を含むさまざまな回路を経て可能だということを、医療ばかりではなく、その社会や環境からの委曲を尽くして論じたもので、これをもとに独特の比較文化精神医学が展開された。ここからの多くの図式を中井は改変して本書で引用している。

③個人症候群：こうしたうえに、中井の卓抜な発想である「個人症候群」[註八]が提示される。文化精神医学の領域では、長らく以下の二項対立図式が当然の前提とされてきた。つまり、統合失調症やうつ病等、欧米の精神医学において広く流通している「普遍症候群」と呼ばれるものと、ローカルな病いの概念である、たとえばマレーシアの驚愕反応ラターや中南米のスストや、日本における狐憑き等、主に非西洋の辺地で観られるとされる「文化依存症候群」である。こうした伝統的な二項対立図式に、中井は「個人症候群」という第三項を差し入れ三項円環図式に組み替えることで、文化精神医学に限局されない「精神学的再構築の試み」（『治療文化論』の副題）を実現しようとしている。

中井は、先に示したエランベルジェの『無意識の発見』と、香港の文化精神医学者ヤップの遺作『比較精神医学』という、1970年代に現れた、精神医学史と文化精神医学の当時の最強のテクストを大胆に援用し、それらを社会的・歴史的・地誌的に再構成しながら、日常的治療論に結びつけようとしたように思える。しかも、あくまでローカルな「土着的」「虫瞰図的」着地点に収斂することをその結論に据えることで、それまでの文化精神医学を精神科臨床あるいは精神療法に直結するものとして論じたのである。

そしてこれが本稿との関連で重要な部分であるが、中井の、聴き慣れない造語である「治療文化（therapeutic subculture）」とは、先に引用したクラインマンの結論部で傍点を付した強調部後半（本書 p.169、1行目）の、（疾患は効果的に治療できなくても病いを癒やす）「ヘルスケア・システム」とほぼ同義の、互換可能な概念として読むことが可能ではないか。

クラインマンの「ヘルスケア・システム」とは、『臨床人類学』[11] 第2章と第3章の前半を使用して詳細に論じられたこの著作の中心概念である。簡単に言えば、それは、どの社会においてもヘルスケアに関する多様な活動が相互に結びつきながら存在し、それらは「社会的に組織された、疾患への対応行動であり、ひとつの文化システムとして構成されたもの」を示す概念的モデルということになる。基本的構成要素は患者と治療者であるが、それぞれ文化的意味と社会関係の特殊な構図のなかに埋め込まれている。このシステムには、「病気の原因をめぐる信念のパターン、治療法の選択や評価を支配している規範、認められた地位、役割、権力関係、相互作用場面、諸制度が含まれている」（邦訳 p.25）。そして、各地域のヘルスケア・システムは、「専門職セクター──民俗セクター──民間セクター」という三つの構造をもつものとされる。

更にヘルスケア・システムの中核的な臨床機能として以下の五つが挙げられている。①病いを心理社会的

な経験として文化的に構成すること。②ヘルス・ケアを求める過程を方向づけ、さまざまな治療法を評価する際の一般的な基準の確立。③病いのエピソードに対処するのに必要なコミュニケーション活動と相互作用。④癒やしのためのさまざまな活動。そして、⑤治療の結果への対処、である（同 p.77-78）。

一方、中井の「治療文化」は、以下のように定義されるものである。

「三つの症候群〔普遍－文化依存－個人症候群〕とそれにかかわる治療的アプローチと、それらを荷う人間的因子すなわち（広義の）患者と（広義の）治療者をはじめとする関与者とこれらをすべて包含する一つの下位文化」(p.114) である。

それを「治療文化」と呼び、そのまた下位文化として精神医学的治療文化があるとする全体性を備えているものである。具体的には以下のような内容になる。

「……何を病気とし、誰を病人とし、誰を治療者とし、何を以って治療とし治癒とし、治療者－患者関係とはどういうものであるか。患者にたいして周囲の一般人はどういう態度をとれば是とされ、どういう態度をとれば非とされるか。その社会の中で患者はどういう位置をあたえられるか。患者あるいは病いの文化的ひいては宇宙論的意味はどのようにあたえられるか。あるいは治療はどこで行なわれるべきで、それを治療施設というならば、治療施設はどうあるべきで、どうあるべきではないか、などの束である」。これらが混合してのひとつの「治療文化」ができあがる、というのである。

「逆に、ある個人が、どういう時に自分を病者、患者とし、なにを治療として受けいれるか、なにをもってなおったとするか、どこまで耐えしのべるか、時にはどこで満足するか。以上は先の定義の裏返しの等価表現である」(pp.114-115)

第Ⅲ部　　174

こうして読み比べていくと、『臨床人類学』の中心概念であり、定義を追うと自明のようなものでありながら、漠然としてなかなか捉えがたかった「ヘルスケア・システム」というものと、中井のイメージする「治療文化」はほぼ同一のものであることが理解されるであろう。このように読み替えることによって、『臨床人類学』結論部で示された、現代医療の突き当たった袋小路、つまり「専門的な臨床ケアをする人はまちがいなく癒やすことに失敗する」という構造的アポリアから脱け出す方途を探し出すことができるかも知れない。

クラインマンや中井の試みは、ある文化はそれぞれ「治療文化」＝「ヘルスケア・システム」を有し、その下位文化として精神医学的治療文化があるとするもので、文字通り精神医学の再定義・再構築である。疾患や病いや治療や癒やしは、専門職にすればその日常を構成する自明のものであるように見える。しかしそれは、より大きな社会的・文化的文脈に依存し、基礎づけられていて、そのなかで活動するわれわれは通常その存在に気づかないまま過ごしている。そしてその背後には、妥当とされ、是認＝受容された病いや治療を大きく定義づけ、作動させているものがあるということなのである。これらの再定義は、日常的な臨床を、ミクロとマクロという遠近法を使用して眺め直すことを要請するものと言える。

その後の展開

クラインマンの述べる「ヘルスケア・システム」と、その中で連動しながら成立する治療や癒やしの、奥行きと機能を見た。これは更に広汎な文化的事象と結びついて変容する「治療文化」と言えるものである。ここで再びクラインマンの議論に戻ることにする。

『臨床人類学』の結論部で、代表的事例をもとに、土着治療者はかならず癒やせるのに、どうして現在の医療やケアの専門職はかならず癒やすことに失敗するのか。ここに現代医療の問題点が析出してはいないか、とクラインマンは問うた。そうした袋小路からの打開策を探り、「かならず癒やすことに失敗する」現代医療を、そうでない癒やしにも結びついたものに変えるにはどうしたらよいのかというのが、ここから導き出された次の課題であったろう。

クラインマンは、こうして、ハーバード医科大学社会医学科に移ってからは、この領域の先駆者アイゼンバーグ（Eisenberg, L.）や同僚のグッド夫妻（Byron and Mary-Jo Good）らとともに、医学教育プログラムを真に患者中心のものにする大幅な改革作業に着手していくことになる。それが同医科大学で、1985〜86年にはじまった「新教育（New Pathway）」である。この基礎部分に礎石のように据えられたのが、「疾患と病いの二分法」「説明モデル」等の一見単純な定式化だったのである。

こうした提起はしかし、この時期さまざまな論争を呼び、激しい批判に曝されることにもなった。(註九)

しかし、医療者の自己省察や民族誌学的視点を導入しながら、あくまで日常臨床に着地しその豊富化にこだわったクラインマンやグッド(8)のスタンスに、わたしは更に魅入られるようになった。彼らは医学教育改革の根幹にこうした発想をもち込み、根づかせようとしていたのだが、社会的・政治的な大枠からの医療批判によってではなく、学生や医療者を内側から発見的に変える方向を選んだように思う。既成の現代医療批判に流されないこうした一連の地味な作業を欠いたなら、1970年代後半から90年代にかけての、変容するヘルスケアを巡る考え方の大幅な前進は得られなかったのではないか。

先に説明したが、クフインマンらの定式化は自明のものように目に映るかも知れない。しかしそこには、ある種のしかけがセットされているように思う。つまり患者や家族の主観的部分である「病い」の部分に接近し、それを引き出し、更にはその一つひとつに疾患の際に行なうのと同じような、心理社会的、福祉的意

味と具体的援助を考えていくには、到底医学モデルだけでは困難であり、それとはまったく異なる社会学＝人類学的な方法が必要になるからである。医学部の講義で教えられる多くの内容は、当然ながら生物医学的（biomedical）な説明モデルをもとにし、診断が明瞭で、経過と典型的徴候と転帰のセットを有する「疾患」である。しかし、患者や家族は、さまざまな生活史を背負って臨床場面に現れる。経済的不安、離職の恐怖、再発の恐れ、家族や職場内での孤立……等である。更には医学部で教えられる疾患とは違って、さまざまな病気は治療の後も継続し、更に慢性的な、つまりは治癒することはない（一部は次第にダウンヒルの経過を辿る）ものも、実際は多数を占める。こうしてクラインマンらは、慢性の遷延化する疾患、更には死や死別を経験する患者や家族をも対象に含めるような医療やケアへと視点を拡大していくことになる。こうしたテーマを正面から取り上げたものが『病いの語り』であった。ここで扱われる舞台は、近代医療の臨床現場である。先ほどの陳さんと同様、短期ですっかり治癒するというストーリーとはまったく異なる慢性疾患を抱えて生活する人びとが登場する。通常は医学モデルの典型にはならないこうしたケースこそが中心であり、それをきちんと扱える医学・医療に組み替えることが企図されたのだと思う（今日では患者や家族による病いや障害の主観的経験をテーマにした著作は多数に上り、ひとつのジャンルを形成しているが、1980年代後半、マーフィー〈R.F. Murphy〉の『ボディ・サイレント』[18]等をのぞいて、ほとんどこうした例がなかったことを書き添えておきたい）。

クラインマンは更に、こうした慢性的な状態へのアプローチが、主観的・心理学的なレベルのみでは解決ができないこと、つまりは、ヘルスケア・システム（＝治療文化）が規模の大きな社会・文化システムの一部であることを明確にするために、病いの経験の三角測量という枠組みを示している。それは個人的な経験（主観性）を、その背景の文化的（ローカルな）表象と集合的（社会的）経験との三辺をなすものとして形成されるものとして想定することである。こうして『病いの語り』に代表されるアプローチの背後から、たとえば『World Mental Health』[2]や『Reimagining Global Health』[7]等の著作は集合的経験を、『ターナー講義』[15]や

その後の著作のようにモーラルな基礎を強調するものを並行して論じることで、ふたたび個人の主観的経験をより奥行きのあるものとして聴き取ろうとするのである。

英国の文化精神医学者リトルウッド（Littlewood, R.）が評した「疾患カテゴリーから文化的コンテクストへ」(17)、更にはグッドの述べる「病いの物語的再現」(8) には、こうした内容が含まれているのである。

さいごに

冒頭に記した、2014年3月の京都と東京におけるクラインマンの講演に耳を傾けていると、筆者のなかにいろいろな記憶が甦るようだった。

大学卒業の年に、訪れた先輩の家でたまたまその創刊号を手にした（クラインマン編集主幹の）*Culture, Medicine and Psychiatry*誌の刺激。その後、分厚い『臨床人類学』の原著を苦労して読み終えた時の感激。先の雑誌に論文投稿できるフィールドワークをすることばかりを考えて過ごした関西での日々(3)。1987年12月、国際シンポジウム「医療人類学の可能性――21世紀医療とその展望」（東京・国立がんセンター）で初めてクラインマンの基調講演を聴いた時の思い出。その翌年刊行された『病いの語り』の衝撃とその後長く続いた翻訳過程。1996年の日本精神経学会（札幌）におけるクラインマンを招聘しての記念講演。1999年谷口国際シンポジウム（富士吉田市）における交流。そして1999年の9月から年末まで、クラインマンが社会医学科の学科長を務めていた最後の時期、社会医学科に招かれて短期間過ごした至福の日々。その際の、アイゼンバーグ、グッド夫妻、クラインマン夫妻のさまざまな思い出等である(註一〇)。

以降、彼の地の知人や友人たちからときどき届く情報によれば、クラインマンがハーバード大学の人類学科長を経てアジア・センター所長に就任し、本当にお世話になったジョーン夫人が難病に倒れられていると

いう話であった。そうした中で2006年に『What Really Matters』(4)(邦題『八つの人生の物語』)が刊行される。これは、さまざまな苦悩のなかで生活する8人の人物の語りに焦点が当てられ、そのなかには、敬愛する医療人類学の先駆者リバーズ (Rivers, W.H.R.) や、クラインマン自身も含まれていた。並行してときどき書かれている、本書にも収録されている『ランセット』の短い記事には、ジョーン夫人の闘病生活やケアの断片が描かれていた。

『病いの語り』のレベルを更に超えて、クラインマンは、みずからのストーリーを語るという文体を取り入れながら、更に医療やケアやその背景の文化的領域に歩を進めつつあることに、わたしは次第に気がついていた。

ケアとは、極言すれば、そうした文体やスタンスでしか掬い上げられない領域なのであろう。2011年にジョーン夫人の訃報が入り、その年の秋には『八つの人生の物語』の邦訳が刊行され、翌年12年2月には、その監訳者皆藤章と初めて出会って、クラインマンをめぐるトークセッションをするという展開になる。

そして京都と東京の講演会である。みずからのケアの経験について直接触れられることはなかったが、講演の細部は、専門職の関与から離れたところで、家族や親しい友人や患者本人が担うものとして日常的なケアが展開されることを終始強調するものであった。肯定されること、モーラルな連帯と責任性、そして「たとえ実際にできることがなく、希望そのものが失われた場合でも、存在としてその場にいること」の重要性を示す「現前性（プレゼンス）」等の指摘は、まぎれもないクラインマンの議論である。

そしてそこからわたしが聴き取ったことは、以下のような、シンプルだが本質的なメッセージだったのである。つまり、病いや苦悩のケアとは、すべての人に必然的に訪れい人間的過程であり、それと率直に向き合うこと――これはさまざまな感情が湧き出し、実際は言葉を超えた容易ならざることの連続なのである――が、今日の複雑な文化状況のなかできわめて稀な、モーラルな自

179　第3章　クラインマンから学んだいくつかのこと

己がむき出しになり、それを通して成熟に至る格好の機会なのである。更に言えば、それは、かつて宗教的な土壌が息づいていた折には「二度生まれ（twice born）」（9）、つまり「回心」を経て、宗教的な成長を遂げていくといったものとして捉えられていたものが、その契機が失われ、世俗化した現代という状況下では、このようにして微かに感じられるものなのかも知れない、と。

付記　本論考は、これまでにいくつかの会合で発表した内容をもとにまとめ直したものである。なお文中敬称は省略し、綴字は本書全体に合わせて変更しているものがある。この拙い論文をジョーン・クラインマンさんの思い出に捧げます。

註
一　「疾患と病いの二分法」とは、簡単に言うならば、その人固有の病いの経験を理解するためには、一般に「病気」と呼ばれるものを、疾患と病いに分けて考えるというものである。「疾患（disease）」とは、医療や看護やケアの専門職が、医学モデルに従って、つまり医学的診断基準によって分類し、理解しようとするものである。これは個々の経験を、いわば「外側」から、「科学＝論理的思考モード」（Bruner, J.）（1）に沿って、客観的に捉えるものと言っていい。一方「病い（illness）」とは、当事者である患者や家族によって経験される、個別的で主観的なものである。これは個人のいわば「内側」から、敢えて言うなら「物語論的思考モード」によって生み出され、体験されるものと言える。疾患の理解はもちろん必要であろう、しかしその個別化した病いの経験に正対しない限り、苦しみ生きにくくなっている人の経験に手が届かないということなのである。
こうした「病いの経験」を、それが語り出されにくい臨床場面で引き出す技法が、傾聴と並んで、「七つの問い」として紹介されるものである。重要な点は、この部分、つまり個別的な「病いの語り」へのアプローチ部分は、狭義のメディカルな方法論ではなく、敢えて言うなら社会学や人類学的な、もう少し言うなら社会学や人間科学的アプローチ、いわば相手の世界について無知であり、わたしたちの解釈自身、その解釈者の尺度が混入したバイアスがかかったものであるということを前提とした解釈学的アプローチが働いていることになる。こうして良好に展開している臨床場面では、社会学的、人類学的方法論が駆動して

第Ⅲ部　　180

いることになる。

　もうひとつは、この二分法と密接にリンクしているものが「説明モデル（explanatory model）」である。これは、当事者も医療者もそれぞれが現在の事態をどのように考えているのかを説明する枠組みをもっているということである。更にその説明モデル間の推移を見ることによって、説明モデル間の距離が、初回から回数を経るごとに次第に接近するならば治療は良好になっていると言えるが、次第に距離が開くようならば、良好とは言えないという、当然のような理解になる。わたしがこれを高く評価したいのは、この二者の距離がどうしても縮まらない時には、治療者側の説明モデルを（もちろん可能な範囲内での話であるが）評価を縮める方向で変化させてよいという点である。こうして、一見当然ともとれるが、実際はそこに人間科学的な視点が練り込まれている、「疾患と病いの二分法」と「説明モデル」をその臨床技法の中心に据えることで、臨床家の無知を自覚した傾聴や人間的アプローチを、その人物個人の臨床センスの問題ではなく、臨床の方法論の問題であると定義し直した点にあると思う。

二　客家とは広東省を中心とし、もともとは華北漢族のルーツをもつ人びとで、現地ではマイノリティである。

三　神杯とは、三日月形の一対の石であり、片面は丸く膨らみ、片面は平坦になっているもの。凸面と平面が出れば神意が適ったものと解釈され、同じ面が出たら否定される。もともとは貝が用いられたらしいが、現在は朱塗りの木製のものが多い。

四　童乩とは、憑依状態で治療行為をする男性で、祭儀の折は頰に刀剣や長い針を刺したりつけたりして自傷・流血に至り、その一方、寺院ではトランス状態を伴うシャーマニスティックな治療をする人物である。『臨床人類学』日本語版表紙はこの童乩の写真が掲載されている。クラインマンの本書で取り上げられているひとりの童乩は、47歳になる台湾人家族の家長で、昼は銀行の出納係をし、夜は毎日童乩として二、三十年ほど病気治しをしている男性である。彼は、聖皇宮と呼ばれる廟で活動し、50名ほどのコアの構成員と、同じ程度の流動的メンバーからなる小集団を形成していて、とくにこの集団は治療儀礼に積極的にトランス状態に入ることを特徴としている。このような役割を率先して担う者が複数存在して毎日の儀礼を構成されている。なお近年の童乩の活動についてはYouTube等で、祭儀の時に街頭でどのようなパフォーマンスを行なうのか見ることができる。

五　本書ははじめ『岩波講座　精神の科学』第8巻（1983年）に「概説——文化精神医学と治療文化論」という長い一章として現れ、後にまとめられ、同時代ライブラリー（1990年）、更には岩波現代文庫（2001年）の一冊の著書となったものである。

六　ボーデン湖とは、南岸をスイス、北岸をドイツ、東をオーストリアに囲まれた、琵琶湖とほぼ同じ大きさの東西に細長い湖である。この湖の周囲にはメスメルの生誕地イズナングとその逝去地メールスブルクがあり、ユングが生まれ育ったケスヴィル、

ビンスワンガー家が長年ベルビュー精神病院を営んだクロイツリンゲン、そしてライン河下流にはユングやロールシャッハをはじめエランベルジェ自身も一時勤務した精神病院のあるシャフハウゼンが並ぶ。その狭隘な土地柄から、個人の熟知性が卓越し、匿名性があり得ない世界が展開し、(匿名の対象としてではなく)「個人症候群」という熟知性を扱わざるを得ない背景の中で力動精神医学は育まれたというのである。

七 ヤップはマレーシア出身で、ケンブリッジ大学で学び、香港大学で最終的に教鞭をとり、1971年メキシコで客死した文化精神医学者である。本書は彼の死後、1974年に編集された遺稿集であり、当時の文化精神医学の最先端の視点が多数の図を用いてわかりやすく示されている。

ヤップの大もとにある発想は、精神医学的な問題を、生物学的な疾患エンティティをもとに——つまり「欠陥機械」モデルとして——考えるのではなく、ストレスに対する反応として——つまり「不適応」モデルを用いて——捉える点である。そこから個人や環境に「破断 (dyscrasia)」が生じ、さまざまなルートでその「回復 (resolution)」が図られるという、今日で言うレジリエンス理論やリカバリー理論の先駆となるような議論である。こうした破断(亀裂)が、当事者の外側で生じるか、その内側にまで入って生じるかによって、それまでの生活世界からの一時的逸脱や乖離ですむものか、自己の精神身体レベルの解体にまで及ぶのか等、社会的レベルでの回復が、広い視点から再検討されるのである。

八 「個人症候群」つまり「パーソナルな病い」の代表格は、一種の「失調」として認識され、「治療」されるものである。これは多くの場合、その個人を直接熟知しているか、熟知者を介した(広義の)治療者によって認識され、治療される。「病い」というよりも、一種の「失調」として認識され、「治療」されるものである。つまり、「△△さん病」、「○○氏病」と呼ぶしかないもので、自己治癒か自然治癒力に任されることが多いものと言えよう。

九 クラインマンやグッドの当初提起した視点が速やかに展開したわけではないことは紹介しておかねばならない。あくまで臨床に着地しようとする臨床人類学は当初さまざまな論争に曝されることになった。そのひとつは、ヤング (Young, A.) によって提起されたいわゆる「合理的な人間」論争である。簡単に言えば、クラインマンらの「説明モデル」を中心に展開する議論は、言語と理性を重要視した「合理的な人間」を前提としており、それは「現実の人々」とは異なるものだという反論があった。感情等が入った現実の人を捉えるには、5段階の「チェーン複合 (chain complex)」として理解することが必要であるという主張である。これに対して、雑誌一巻を使った特集 (Culture, Medicine and Psychiatry, Vol.5, No.4, 1981) が組まれ、広範な議論が展開された。

もうひとつは、シェーパー＝ヒューズ (Scheper-Hughes, N.) らによって行なわれた、臨床医療人類学 vs 批判医療人類学という議論である。これは激しい批判となったが、簡単にまとめれば、人類学の臨床への応用を、クラインマンらは医学部の高等教育というものに狭く限局して使用しすぎていて、もっと広義の歴史的・政治的に取り入れた、現在の医療批判を中心に展開

第Ⅲ部 182

しなければならない、というものであった(*Social Science and Medicine*, 1986, 春号、同 Vol.30, No.2, pp189-197, 1990)。更にもうひとつ「ラター論争」がある。これは文化結合症候群とされる「ラター」が、飛び地のように世界のいくつかの場所で観察されるが、生理・生物学的な基礎をもつ驚愕反応なのか、あるいは社会的・宗教的背景をもつ文化的なものかを論じるものであった。最後のものは *Culture, Medicine, and Psychiatry*. Vol.11, No.1, 1987の1巻で論じられ、1巻の論集にもまとめられた。この話題はクラインマンらが直接関わる論争ではなかったが、文化精神医学のその後の展開においてきわめて重要な議論になった。以上三つを、わたしは初期医療人類学の「三大論争」と考えている。いずれのものも、疾病や医療やそれに対する文化の関与の根幹を問うものであり、それらを「練習問題」として考えることは今日でも十分に意味のあるものだと考える。1977年創刊された *Culture, Medicine and Psychiatry* は、こうした対話的思考実験を読者に課すものとなった。

一〇　社会医学科自体その後、社会的な、グローバルなものに焦点を当てるものへと更に変容を遂げるようであった。貧困、国際的な格差、アドヴォカシー等……が中心的なテーマになる。実際2008年には、社会医学科(Department of Global Health and Social Medicine)に変更されている。はその名称もグローバル・ヘルス＆社会医学科(Department of Global Health and Social Medicine)

参考文献

(1) Bruner, J.: *Actual Minds, Possible Worlds*, Harvard University Press, Cambridge, 1986.［田中一彦訳『可能世界の心理』みすず書房、1998年］

(2) Desjarlais, R., Eisenberg, L., Good, B. and Kleinman, A. eds.: *World Mental Health: Problems and Priorities in Low-Income Countries*, Oxford University Press, Oxford, 1995.

(3) Eguchi, S.:Between Folk Concepts of Illness and Psychiatric Diagnosis: *Kitsune-tsuki* (Fox Possession) in a Mountain Village of Western Japan. *Culture, Medicine and Psychiatry*, 15(4):421-451, 1991.

(4) 江口重幸「医療人類学と精神医学」高畑直彦・三田俊夫編、臨床精神医学講座23『多文化間精神医学』中山書店、1998年、pp.259-279

(5) 江口重幸「文化精神医学が問うもの——医療人類学の視点から」『精神神経学雑誌』115（電子ジャーナル版）SS166-175, 2013.

(6) Ellenberger, H.F.: *The Discovery of the Unconscious : The History and Evolution of Dynamic Psychiatry*. Basic Books, New York, 1970.［木村敏・中井久夫監訳『無意識の発見——力動精神医学発達史』（上・下）弘文堂、1980年］

(7) Farmer, P., Kim, J.M., Kleinman, A. and Basilico M. eds.: *Reimagining Global Health: An introduction*. University of California Press, Berkeley, 2013.

(8) Good, B.J.: *Medicine, Rationality, and Experience: An Anthropological Perspective*. Cambridge University Press, Cambridge, 1994.［江口重幸・五木田紳・下地明友他訳『医療・合理性・経験――バイロン・グッドの医療人類学講義』誠信書房、2001年］

(9) James, W.: *The Varieties of Religious Experience*. Longman, Green, and Co. London, 1902.［桝田啓三郎訳『宗教的経験の諸相』（上・下）岩波書店、1969、1970年］

(10) Kirmayer, L.J., Minas, H.「北中淳子訳「文化精神医学の将来――国際的な視点から」『こゝろと文化』Vol.1, No.1, 39-54, 2002］

(11) Kleinman, A.: *Patients and Healers in the Context of Culture*, University of California Press, Berkeley, 1980.［大橋英寿・遠山宜哉・作道信介・川村邦光訳『臨床人類学――文化のなかの病者と治療者』弘文堂、1992年］

(12) Kleinman, A.: *The Illness Narratives: Suffering, Healing, and the Human Condition*. Basic Books, 1988.［江口重幸・五木田紳・上野豪志訳『病いの語り――慢性の病いをめぐる臨床人類学』誠信書房、1996年］

(13) Kleinman, A.: *Rethinking Psychiatry: From Cultural Category to Personal Experience*. Free Press, New York,1988.［江口重幸・下地明友・松澤和正他訳『精神医学を再考する――疾患カテゴリーから個人的経験へ』みすず書房、2012年］

(14) Kleinman, A, Das V, and Lock M. eds.: *Social Suffering*, University of California Press, Berkeley,1997.［坂川雅子訳『他者の苦しみへの責任――ソーシャル・サファリングを知る』みすず書房、2011年］

(15) Kleinman, A.: Experience and Its Moral Modes: Culture, Human Conditions, and Disorder. In. Peterson, G.B. ed. *The Tanner Lecture on Human Values*, 20: 357-420, University of Utah Press, Salt Lake City, 1999.

(16) Kleinman, A.: *What Really Matters: Living a Moral Life Amidst Uncertainty and Danger*. Oxford University Press, Oxford, 2006.［皆藤章監訳『八つの人生の物語』誠信書房、2011年］

(17) Littlewood, R.: From Categories to Contexts: A Decade of the 'New Cross-Cultural Psychiatry', *British Journal of Psychiatry*. 156: 308-327, 1990.

(18) Murphy, R.F.: *The Body Silent: The Different World of the Disabled*. Norton, 2001［辻信一訳『ボディ・サイレント』新宿書房、1992年］

(19) 中井久夫『治療文化論――精神医学的再構築の試み』岩波現代文庫、2001年。

(20) Yap, P.M. (Lau, M.P. and Stokes, A.B. eds.) *Comparative Psychiatry: A Theoretical Framework*. University of Toronto Press, Toronto, 1974.

あとがき

江口重幸

やや個人的な話題からこのあとがきを書くことを許していただきたい。

わたしはずいぶん昔から魯迅の作品が好きだった。筑摩叢書として刊行された『魯迅作品集1〜3』は、何度か転居しても、わたしの書架の不動の位置にあった。この3巻の巻末の書き込みから、わたしが20歳の4月に読んだことがわかる。もちろん20歳になったばかりの世の中にも何も知らない青二才に、魯迅の成熟した作品が味わえたとは思えない。その証拠に、当時赤鉛筆で記された線は、現在見ると笑ってしまうほど的外れな部分に引かれている。「故郷」や「藤野先生」からその時何を読み取ったのか思い出すことができない。それは魯迅の言う、寂寥や寂寞という言葉をただ何か大きな力に引きずられるようにして読んだのだろう。それは魯迅の言う、寂寥や寂寞という言葉を勝手に誤解してのことだったのかもしれない。

そこから30余年を経て、知命の齢を越え、やや恥ずかしい告白になるが、唯一の親を失って漠然とした喪失感に苦しんでいた時があった。時間があれば墓参りに行き、寺の住職と言葉を交わすと少しは楽な気持ちになる。そうしたことが長く続いた折にたまたま手に取って読んだのが救いに大きな救いになったのも、たまたま手に取って読んだ『魯迅評論集』（岩波文庫）の中の文章だった。それは魯迅最晩年、1936年56歳時に発表された、その題名も「死」というエッセイである。大病を患った魯迅は自らの死の予感を強くし、様々に思いをめぐらせ、日本人の主治医

185

と西洋医に診断を仰いだ経過が記されている。

その中で魯迅は、身内に宛てた7項からなる遺言を明らかにしている。そのどれも魯迅らしい簡素なものでわたしはとても気に入っている。その中の4番目に記された「私のことを忘れて、自分の生活にかまってくれ——でないと、それこそ阿呆だ」という一文を読んで打たれるような思いだった。晩年循環器疾患に認知症が加わり自室での臥床生活を強いられていた時でも、わたしが休日で休んでいる姿等を見かけると、仕事に行かないでどうするんだと言ってくるので、困惑させられることが多かった。そんな今ふり返ればユーモラスな場面を思い出したのである。こうして、生きている者が記憶に留めながら、自分の与えられた日々の仕事に力を注ぐ以外に供養はないという考えに次第に切り替わってきたのである。「死者がもし、活きた者の心に埋葬されなかったら、そのときこそ真に死に絶えたのだ」という箴言を残したのも魯迅だった。

余談になるが、後日上海を訪れた際に、魯迅が晩年を過ごした質素でやや手狭な住まいを訪れたことがあった。その直後に、瀟洒なたたずまいの魯迅記念館と、毛沢東の揮毫も壮麗な魯迅の巨大な墓と塑像を見て、先ほどの遺言にあった「記念めいたことをしてはならぬ」という言葉を思い浮かべた。これを本人が見たらどう思うだろうか、人々が集う市内の広大な魯迅公園なら許す気になるだろうか、と心配したものだ。

さてその魯迅の先の文章「死」では、ケーテ・コルヴィッツの版画選集（中国語版）を刊行する際の話題が、枕として振られている。魯迅がスメドレーに依頼したその序文では、コルヴィッツの作品は全体に受難や悲劇や被圧迫者の保護をテーマにしているが、若い時の反抗のテーマが次第に母性愛や母性の保護、救済に移行していることを問うた一節があるという。その問いに対してコルヴィッツは深い悲しみを帯びた口調で「私が、一日一日、年をとってゆくせいかもしれません」といった、これ以上ない程の悲嘆や慟哭を書きつけた際

あとがき　　186

に、コルヴィッツの作品について言及している。情緒に流れぬ文体の魯迅が悲しみや喪失や怒りの果てにたどり着く、それらのイコンのような存在と言える。だから魯迅は苦労してその版画選集の中国語版を刊行しようとしたのであろう。

わたしは何回か魯迅を読んだが、このコルヴィッツの名も忘れ、その作品も未見のままだった。インターネットですぐに作品の画像が検索できる時代ではなかったこともある。そして今回のクラインマンの講演会の準備に、スライドの邦訳中、本書にも写真が紹介されている「嘆き――エルンスト・バルラックの想い出に」という彫刻（本書 p.133 参照）を見て、魯迅が繰り返し言及していた作家であることを再発見したのだった（この作品は、クラインマン他編著『Social Suffering』[邦題『他者の苦しみへの責任』]の原著の表紙を飾る彫像であり、同じく彼女の他の作品は、クラインマン他編著の『Violence and Subjectivity』の表紙にもなっている）。

こうして、わたしの中で、病いや苦悩や悲嘆が、それはかつて『病いの語り』を訳していた時点では感じ取れなかったような密度で結びつき、円環をなすようにつながった気がした。苦痛に沈む者がいつかは訪れる、人間の気持ちの深いところに流れている水脈のようなものに触れた感じがしたのである。それは今回の一連のクラインマンの講演会から得た大きな収穫といえる。

こうした発見と併行して、『病いの語り』や『精神医学を再考する』を訳していた時、クラインマンの記す「moral」という語に、少なからぬ違和感を抱いたことを思い出す。それらを「精神的」とか「倫理的」等と訳し、「モーラル」とルビをつけたりした。本書でも苦労して訳者が「道徳的・人間的」と訳したりしている。かつてわたしの抱いた違和感は、批判の余地のないこうした強い言葉を用いてしまうことへの、居心地の悪さというか、抵抗であった。これを言ってしまうとこのあとさらに記す言葉がないように思ったのだ。しかしこれも次第に、いろいろな夾雑物を削ぎ落していった本質的な動機を表現するのに、やはり他の相応しい言葉があるように思えない。この言葉でしか表わせない境位があると考えるようになった。それは

長らく親しんだクラインマンの語法が身に付いてきたせいなのか、先のコルヴィッツの述べたように、一日一日、自分が年をとってきたせいなのか、はっきりしない。遅まきながらの成熟であるといいと個人的には願っている。

本書に収められた、講演やエッセイを繰り返し読みながら、クラインマン先生から長きにわたって与えられた教えや影響の大きさを改めて感じている。このうちの一部分でも、とくに文化精神医学や医療人類学にまたがるこの領域の無尽蔵な魅力を、日々臨床や看護やケアの場で苦闘されている方がた、患者や家族の皆さん、そしてこの領域に関心を寄せる読者に、一人でもいいから伝えられたらと思う。

最後になるが、本書の骨格になる一連の日本講演を企画し実現された皆藤章先生、講演の邦訳を丹念に手がけられた布柴靖枝先生、本企画を長きにわたって支えられた誠信書房編集部の松山由理子さん、そして京都講演を準備された京都大学の関係者の皆様、東京での講演に力を尽くされた東京武蔵野病院の実行委員会の皆様に心より感謝します。

平成27年8月

編者あとがき

京都大学グローバル生存学大学院連携プログラムによって、アーサー・クラインマン先生を日本に招聘することができた。ちょうど一年前、布柴靖枝氏と西浦太郎氏、そしてわたしの3人は、アーサー・クラインマン先生を迎えに関西国際空港到着ロビーにいた。大型スーツケースを押しながら現れた先生は、さっそくスーツケースを開けて分厚い最新の著作にサインをして贈呈してくれた。最初の出会いのときと同じであった。

われわれ4人は、滞在先の京都市内のホテルまでのひととき、大いに語り合った。ときの密度が高く満ちてくる感じだった。これからの数日、先生の口からどんな語りが出てくるのか楽しみでならなかった。そのときに、日本で先生が語ることすべてを翻訳出版する許可をいただいた。それが本書である。このあとがきを書きながら、先生の語りは期待以上のものだったと強く感じている。

本書は、すべての方の名前を挙げることはできないが、本当に多くの方々の協力を得て世に出た。とりわけ、江口重幸先生との出会いに深く感謝申し上げる。彼の翻訳である『病いの語り――慢性の病いをめぐる臨床人類学』がなければクラインマン先生を知ることはなかったかも知れない。そして、拙訳『八つの人生

の物語——不確かで危険に満ちた時代を道徳的に生きるということ』によって江口先生との関わりが始まり、「アーサー・クラインマンの世界」と題するトークセッションがジュンク堂池袋本店で催され、YouTubeにアップされた。そのときわたしは江口先生と初めて出会うことになったのである。江口先生の博識はつとに有名だが、わたしはそれ以上に彼のクラインマン先生への愛情を感じた。クラインマン先生の日本滞在中、江口先生には常に支えていただいた。また、クラインマン先生の東京講演では司会を務めてくださった。その際お世話になった東京武蔵野病院スタッフの方々に感謝申し上げたい。江口重幸とアーサー・クラインマン。ふたりの人間に出会うことができたのは、わたしの心理臨床家としての人生にとって本当に意義深いことであった。

また、布柴靖枝氏はクラインマン先生の滞在中のほとんどの時をわたしとともにし、通訳の労を取ってくれた。さらに、本書に収めた講演のほとんどすべてのデータを日本語に起こしていただいた。大変な労力であったと思う。厚く感謝申し上げる。西浦太郎氏にも通訳の面でお世話になった。彼はわたしがもっとも信頼する心理臨床家のひとりで、クライエントに真摯に向き合う姿勢からは、心理臨床家としてわたしは大いに刺激を受けている。

森崎志麻氏は、クラインマン先生来日当時、京都大学大学院教育学研究科の助教としてわたしを支えてくれた。彼女の配慮の行き届いた対応がなければ、おそらくこの企画は実現しなかったであろう。森崎氏は現助教の高橋紗也子氏とともに、糖尿病医療学にも深く関わってくれている。

『ランセット』誌の4論文を下訳してくれたのは京都大学糖尿病心理臨床研究会のメンバーである（荒木郁緒、皆本麻実、千葉友里香、三輪幸二朗、杉村美奈子、西珠美、山﨑基嗣）。むずかしい英文を丁寧に訳

していただいた。また、このメンバーにはクラインマン先生の京都講演の舞台を支えてもらった。記して感謝申し上げる。

本書には、現在わたしがもっともエネルギーを注いでいる糖尿病に関する内容が含まれている。慢性疾患の糖尿病には糖尿病者と医療者との関係に重点を置く医療が不可欠であるが、そこに常に関心をもってわたしを刺激してくださる石井均先生に深く感謝申し上げる。先生は、クラインマン先生の考えと糖尿病の学術研究を架橋してくださった。それによって、日本糖尿病学会での講演が実現し、本書に収めることができた。

最後になったが、誠信書房の松山由理子氏に感謝申し上げる。松山氏は筆の遅いわたしを粘り強く支えてくださり、またクラインマン先生の東京講演では裏方としての役割を担ってくださった。これまでのわたしの著作のすべてに関わってくださっており、心理臨床家としてのわたしの成熟を見守っていただいている。

クラインマン先生の講演を聴きながら、現代医療が抱える課題に真っ向から挑む勇気と迫力を感じ、また、4論文を読みながら、クラインマンという人の在りように、わたしはしばしば涙が止まらなかった。クラインマンという人間、その語り、その論考に、わたしはこころ洗われる思いであった。

平成27年9月16日

京都にて　皆藤　章

執筆者紹介

アーサー・クラインマン（Arthur Kleinman）

1941 年　ニューヨーク市生まれ
現　在　ハーバード大学教授（the Esther and Sidney Rabb Professor）
　　　　同大学医学部社会医学科の医療人類学・精神医学教授
　　　　ボアズ賞（アメリカ人類学会が授与する最高の賞）受賞。アメリカ精神医学会名誉会員。アメリカ芸術科学アカデミー会員。
著　書　*The Illness Narratives: Suffering, Healing and the Human Condition*（『病いの語り―慢性の病いをめぐる臨床人類学』誠信書房 1996）、*What Really Matters: Living a Moral Life Amidst Uncertainty and Danger*（『八つの人生の物語―不確かで危険に満ちた時代を道徳的に生きるということ』誠信書房 2011）、*Social Suffering* (ed.)（『他者の苦しみへの責任―ソーシャル・サファリングを知る』みすず書房 2011）、*Patients and Healers in the Context of Culture: An Exploration of the Borderland Between Anthropology, Medicine, and Psychiatry*（『臨床人類学―文化のなかの病者と治療者』弘文堂 1992）、*Writing at the Margin: Discourse Between Anthropology and Medicine*, *Rethinking Psychiatry: From Cultural Category to Personal Experience*、ほか多数。

江口　重幸（えぐち　しげゆき）

1951 年　東京生まれ
1977 年　東京大学医学部医学科卒業
　　　　長浜赤十字病院、都立豊島病院を経て、
1994 年～　一般財団法人精神医学研究所附属東京武蔵野病院精神科医
編著書　『シャルコー―力動精神医学と神経病学の歴史を遡る』勉誠出版 2007、『ナラティヴと医療』（編）金剛出版 2006
共訳書　クラインマン『病いの語り―慢性の病いをめぐる臨床人類学』1996、グッド『医療・合理性・経験―バイロン・グッドの医療人類学講義』2001、以上　誠信書房、ジョンソン『「甘え」と依存―精神分析学的・人類学的研究』弘文堂 1997、ロック『更年期―日本女性が語るローカル・バイオロジー』2005、ヒーリー『ヒーリー精神科治療薬ガイド』（監訳）2009、クラインマン『精神医学を再考する―疾患カテゴリーから個人的経験へ』2012、ヒーリー『双極性障害の時代―マニーからバイポーラーへ』（監訳）2012、以上　みすず書房。

皆藤　章（かいとう　あきら）
編・監訳者紹介参照

編・監訳者紹介

皆藤　章（かいとう　あきら）

1957年　福井県生まれ
1977年　京都大学工学部入学
1979年　京都大学教育学部転学部
1986年　京都大学大学院教育学研究科博士課程単位取得退学
　　　　大阪市立大学助教授、甲南大学教授を経て、
現　在　京都大学大学院教育学研究科教授
　　　　文学博士　臨床心理士

編著書　日本の心理臨床4『体験の語りを巡って』2010、『風景構成法　その基礎と実践』1994、『生きる心理療法と教育』1998、『風景構成法の事例と展開』（共編）2002、『風景構成法のときと語り』（編著）2004、臨床心理学全書7『臨床心理査定技法』2004、以上　誠信書房、『心理療法における「私」との出会い―心理療法・表現療法の本質を問い直す』（共著）創元社2014、『心理療法と現代社会』（共著）岩波書店2001、『心理療法の世界2―その拡がり』（共著）遠見書房2014　ほか多数

訳　書　クラインマン『八つの人生の物語―不確かで危険に満ちた時代を道徳的に生きるということ』（監訳）誠信書房2011、ストー『エセンシャル・ユング―ユングが語るユング心理学』創元社1997　ほか

ケアをすることの意味──病む人とともに在ることの心理学と医療人類学

2015年10月20日　第1刷発行
2021年 1月20日　第5刷発行

編・監訳者　皆　藤　　　章
発 行 者　柴　田　敏　樹
印 刷 者　田　中　雅　博

発行所　株式会社　誠信書房
〒112-0012　東京都文京区大塚 3-20-6
電話　03（3946）5666
http://www.seishinshobo.co.jp/

©Akira Kaito, 2015　　印刷所／創栄図書印刷　製本所／協栄製本
検印省略　落丁・乱丁本はお取り替えいたします
ISBN 978-4-414-42866-7 C3047　　Printed in Japan

JCOPY　〈(社)出版者著作権管理機構 委託出版物〉
本書の無断複写は著作権法上での例外を除き禁じられています。
複写される場合は、そのつど事前に、(社)出版者著作権管理機構
（電話03-5244-5088、FAX 03-5244-5089、e-mail：info@jcopy.
or.jp）の許諾を得てください。

野の医者は笑う
心の治療とは何か？

東畑開人著

ふとしたきっかけから怪しいヒーラーの世界に触れた若き臨床心理士は、「心の治療とは何か」を問うために、彼らの話を聴き、実際に治療を受けて回る。次から次へと現れる不思議な治療！　そしてなんと自身の人生も苦境に陥る……。舞台は沖縄！　ほろりとくるアカデコミカル・ノンフィクション！

目次
プロローグ：ミルミルイッテンシューチュー、6番目のオバア
1章　授賞式は肩身が狭い
2章　魔女と出会って、デトックス
3章　なぜ、沖縄には野の医者が多いのか
4章　野の医者は語る、語りすぎる
5章　スピダーリ
6章　マスターセラピストを追いかけて
7章　研究ってなんのためにある？
8章　臨床心理士、マインドブロックバスターになる
9章　野の医者は笑う
エピローグ：ミラクルストーリーは終わらない

A5判並製　定価(本体1900円+税)

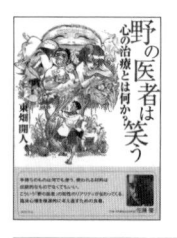

[POD版] 生きる心理療法と教育
臨床教育学の視座から

皆藤　章著

子どもと関わる教師、親、家族が教育をめぐる現実の諸問題にいかに対処するかについて、臨床体験をふまえて提言する。子どもを治すのではなく、個々の子どもの生き方に沿って現代をいかに生きるかに共に向き合って行くことの大切さを教えてくれる。

目次
第Ⅰ部　現代の時代性
　第1章　社会の変容プロセスと現代の時代性
　第2章　多様性の現代を生きる秩序
　第3章　子どもをめぐる現状
　第4章　生きる視点からみた発達観
　第5章　現代を生きるということ
第Ⅱ部　現代の心理療法
　第6章　人間の営みと心理療法
　第7章　規定性と関係性
　第8章　考える葦
　第9章　心理療法としての風景構成法

四六判並製　定価(本体3200円+税)

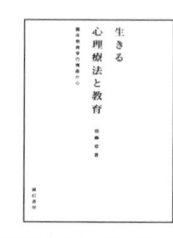

あいまいな喪失とトラウマからの回復
家族とコミュニティのレジリエンス

ポーリン・ボス著
中島聡美・石井千賀子監訳

悲惨な非日常やありふれた日常において出会うあいまいな喪失の治療と援助に携わる専門家に向けて書かれた包括的なガイド。

目次
はじめに──喪失とあいまいさ
第Ⅰ部 あいまいな喪失の理論の構築
　第1章　心の家族
　第2章　トラウマとストレス
　第3章　レジリエンスと健康
第Ⅱ部 あいまいな喪失の治療・援助の目標
　第4章　意味を見つける
　第5章　支配感を調節する
　第6章　アイデンティティーの再構築
　第7章　両価的な感情を正常なものと見なす
　第8章　新しい愛着の形を見つける
　第9章　希望を見出す
エピローグ──セラピスト自身について

A5判上製　定価（本体4400円+税）

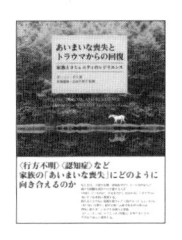

認知症の人を愛すること
曖昧な喪失と悲しみに立ち向かうために

ポーリン・ボス著
和田秀樹監訳　森村里美訳

認知症の人を介護する人にとって，相手を認識しなくなる状況は受け止めがたい苦痛をもたらす。介護する意味と日常の過ごし方を提言する。

目次
序　章
第1章　認知症がもたらす曖昧な喪失
第2章　喪失と悲嘆が引き起こす複雑な問題
第3章　ストレスと対処と復元力（レジリエンス）
第4章　終結という神話
第5章　心の家族
第6章　家族の儀式と祝い事と集い
第7章　七つの指針──認知症と歩むために
第8章　美味なる曖昧
第9章　ほどほどに良い関係

A5判上製　定価（本体2300円+税）

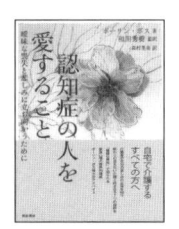

動作療法の展開
こころとからだの調和と活かし方

成瀬悟策著

70年に及ぶ催眠療法，精神分析，行動療法，サイコドラマ，自律訓練，イメージ療法等の研究の末に動作療法へ行き着いた著者の足跡と動作療法の基礎から実際までを写真やイラスト入りで縦横無尽に語り尽くした集大成。

主要目次
第Ⅰ部　動作療法
　第1章　動作療法への階梯
　第2章　動作療法の基礎
　第3章　動作療法の実際
　第4章　動作療法での変化と生活
第Ⅱ部　動作課題
　第5章　動作療法は動作課題の達成努力が手段
　第6章　基本課題
　　1．腰周り問題
　　2．肩周り問題
　　3．体軸問題
　　4．腕挙げ問題
　　5．頸・肩問題
　　6．腰周り動作の自由化

A5判上製　定価(本体4800円+税)

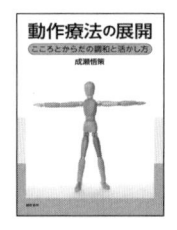

死別体験
研究と介入の最前線

M. S. シュトレーベ／R. O. ハンソン／H. シュト／W. シュトレーベ編
森 茂起・森 年恵訳

原書『死別研究・実践ハンドブック　第三版』の全26章から，11章を訳出した欧米圏における死別研究の最新の見取り図。進化や愛着をはじめ，さまざまな悲嘆理論をレビューし，常識・通説の再考を迫る実証研究を多数紹介する。

目次
第1章　死別研究
第2章　悲嘆の本質と原因
第3章　悲嘆の諸理論
第4章　愛着から見た死別
第5章　絆を手放すべきか，維持すべきか
第6章　目標を再定義する，自己を再定義する
第7章　子どもの喪失
第8章　子ども時代の親の死による長期的影響
第9章　人生後期の死別体験
第10章　災害による死別体験
第11章　死別研究

A5判上製　定価(本体4400円+税)

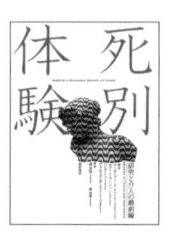

あなたに伝えたいこと
性的虐待・性被害からの回復のために

シンシア・L. メイザー /K. E. デバイ著
野坂祐子・浅野恭子訳

子どもの頃に性被害を受けて立ち直った著者が，自らの実体験から得た知識に基づく回復のためのアドバイスを具体的詳細に伝える。

主要目次
第Ⅰ部　痛みが始まる
　1. あなたはひとりじゃない
　2. あれは本当に性暴力だったの？
　3. インターネット性犯罪
第Ⅱ部　助けを求めよう
　4. だれかに話すこと
　5. まわりの人はなんて言うだろう？ / 他
第Ⅲ部　さらなる前進
　8. 回復することも，ひとつの選択肢
　9. 生き抜いてきた自分を誇ろう
　10. 未来への道を築くこと
　11. 許すこと──許す？　許さない？/ 他
第Ⅳ部　知っておきたいこと
　13. 加害者について知っておくべきこと
　14. 友だちとして知っておくべきこと
　15. サバイバーからあなたへのメッセージ

A5判並製　定価(本体3600円+税)

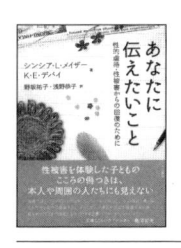

子ども虐待への心理臨床
病的解離・愛着・EMDR・動物介在療法まで

海野千畝子編著

被虐待児の治療で有名なあいち小児保健医療総合センターで，チームを組んで長年臨床心理士として治療にあたってきた著者の被虐待児への心理臨床の集大成。専門家の協働をはじめとする様々な試みの紹介と，子どものこころが開かれてゆくことを通して親子関係の改善にまで至る心理臨床の貴重な症例が収められている。

目次
第1章　子ども虐待の包括的治療──あいち小児センターのシステム紹介
第2章　解離性障害の治療──病的解離のアセスメント
第3章　被虐待児の愛着の修復
第4章　性的虐待への対応──施設内虐待の場合
第5章　環境調整──性的虐待対応チームづくりと文化の創造
第6章　トラウマの処理──子どもへのEMDR
第7章　被虐待児童への愛着形成を目的とした動物介在療法（ドッグ・プログラム）

A5判上製　定価(本体3000円+税)

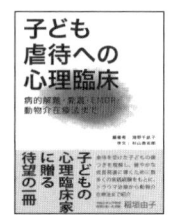

病いの語り
慢性の病いをめぐる臨床人類学

A. クラインマン著
江口重幸・五木田紳・上野豪志訳

本書は，慢性の病いをかかえた患者やその家族が肉声で語る物語を中心に構成されている。生物医学が軽視しがちな病いの「経験」と「語り」に耳を傾けてその意味を理解することが，現代の医療やケアに最も必要であることが明らかにされる。

主要目次
- 症状と障害の意味
- 病いの個人的意味と社会的意味
- 痛みの脆弱性と脆弱性の痛み
- 生きることの痛み
- 慢性の痛み——欲望の挫折
- 大いなる願望と勝利——慢性の病いへの対処（コーピング）
- 死にいたる病い
- 病いのスティグマと羞恥心
- 慢性であることの社会的文脈
- 疾患を創り出すこと——虚偽性の病い
- 治療者たち——医者をするという経験の多様性

A5判上製　定価(本体4200円+税)

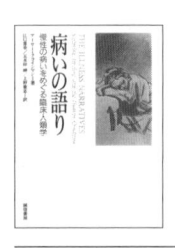

八つの人生の物語
不確かで危険に満ちた時代を道徳的に生きるということ

A. クラインマン著 / 皆藤 章監訳 / 高橋 洋訳

人間であることの意味を問い，生存に関わる道徳的体験をくぐることを余儀なくされた激しい人生を生きた八人の男女の物語。戦争，グローバリゼーション，貧困，社会的な不正等，現代の混乱した問題点を通して，「私たちはいったい誰なのか」を探求する倫理への画期的なアプローチ。

主要目次
2　第二次世界大戦を兵士として生きた，アメリカ人男性の物語
3　内戦のアフリカで闘った，ひとりの民間人女性の物語
4　文化大革命からいまを生き抜き，成功した中国人男性の物語
5　性的空想から慢性頭痛に苦しんだ，ある牧師の物語
6　麻薬中毒とエイズを克服したある女性の物語
7　わたし自身の物語
8　ひとりの人類学者，精神科医の道徳的・人間的体験の物語

四六判上製　定価(本体2800円+税)